婴幼儿体表血管瘤
与脉管畸形非手术治疗

刘永义　梁　杰　肖小娜　主　编

科学技术文献出版社
SCIENTIFIC AND TECHNICAL DOCUMENTATION PRESS
·北京·

图书在版编目（CIP）数据

婴幼儿体表血管瘤与脉管畸形非手术治疗 / 刘永义，梁杰，肖小娜主编. —北京：科学技术文献出版社，2020.1

ISBN 978-7-5189-6284-6

Ⅰ.①婴…　Ⅱ.①刘…　②梁…　③肖…　Ⅲ.① 小儿疾病—血管瘤—治疗　②小儿疾病—血管疾病—治疗　Ⅳ.①R732.205　②R725.430.5

中国版本图书馆CIP数据核字（2019）第264719号

婴幼儿体表血管瘤与脉管畸形非手术治疗

策划编辑：薛士滨　　责任编辑：薛士滨　周可欣　　责任校对：文　浩　　责任出版：张志平

出 版 者	科学技术文献出版社	
地　　址	北京市复兴路15号　　邮编 100038	
编 务 部	(010) 58882938，58882087（传真）	
发 行 部	(010) 58882868，58882870（传真）	
邮 购 部	(010) 58882873	
官方网址	www.stdp.com.cn	
发 行 者	科学技术文献出版社发行　全国各地新华书店经销	
印 刷 者	北京地大彩印有限公司	
版　　次	2020 年 1 月第 1 版　2020 年 1 月第 1 次印刷	
开　　本	710×1000　1/16	
字　　数	117千	
印　　张	7.5	
书　　号	ISBN 978-7-5189-6284-6	
定　　价	88.00元	

编委会

主　编　刘永义　梁　杰　肖小娜

副主编　张　刚　张培华　吴志贤

编　委（按姓氏笔画排序）

刘　咏　刘永义　李　响

李　瑾　李雪萍　肖小娜

吴志远　吴志贤　张　刚

张培华　莫自增　梁　杰

梁小玲　蔡颖娴　管桥宇

主编助理兼制图　林栋盛　温添华

内容简介

　　本书总结了广东医科大学附属医院整形外科从事婴幼儿体表血管瘤与脉管畸形诊治经验，并参阅了大量国内外最新专业研究进展相关文献，进行编写而成。全书共五章，主要介绍了血管瘤与脉管畸形病因、分类、自然消退、治疗指征及治疗方法等。重点对疗效良好的非手术治疗方法进行了详细阐述，并有大量围绕治疗前后对比的资料，供读者参考。

　　书中配有大量图片，内容科学、实用，可供全科医生、儿科医生、整形外科医生、皮肤科医生及医学生学习使用。也可供广大患者及其家属阅读。

前　言

　　婴幼儿血管瘤及脉管畸形是婴幼儿时期的先天性良性血管病变，发病率在1%～3%，病变可发生在身体的各个部位，以体表多见，易被家人发现，以面部发生病变较多。家属担心患儿的病变有危险，不知怎么治疗，治疗效果如何而求医。婴幼儿血管瘤及脉管畸形治疗方法有两种：①手术治疗：小面积的病变切除后可直接缝合，大面积的病变切除后需要行皮肤及其他组织的修复，手术有出血、麻醉意外等风险。由于婴幼儿年龄小，抵抗力低，家属难以承担上述风险，因而选择手术治疗的比较少。②非手术治疗：治疗方法有多种，如类固醇激素治疗、普萘洛尔治疗、硬化剂注射、激光治疗、放射治疗、高频电灼治疗、同位素治疗、中医中药治疗等。非手术治疗方法不但可以治愈小的血管瘤及脉管畸形，对大面积及较复杂的血管瘤与脉管畸形也可以促进其好转甚至治愈，深受家属的欢迎。

　　本书介绍婴幼儿体表血管瘤及脉管畸形非手术治疗的各种常见方法、适应证等，可供全科医生、儿科医生、整形外科医生、皮肤科医生及医学生学习使用。患儿家属学习本书后能够了解血管瘤的相关知识，对配合治疗婴幼儿血管瘤有很大的帮助。

编　者

目　录

第一章

血管瘤病因探讨

血管瘤的发病机制目前仍不清楚。其可能的发病机制如下。

一、成血管细胞理论

血管生长主要有两种方式：①由血管内皮祖细胞增殖、扩增形成细胞团块，细胞团块中央分化形成早期血液细胞；外层细胞分化形成血管腔，后进一步形成血管网，这一过程称为血管形成。②血管壁内皮细胞在血管生长因子作用下，先形成血管芽孢，向外延伸生长，即血管生成。以上两种方式仅同时存在于胚胎生长和病理条件下的血管生长。成年人体内生理性血管生长只有第二种方式。Boye等研究表明：血管瘤内皮细胞具有单克隆扩增特性，提示血管瘤内皮细胞可能来源于血管内皮祖细胞。成血管细胞理论认为血管瘤发育于全能成血管细胞，由停滞在血管分化早期发育阶段的胚胎全能成血管细胞（如血管内皮祖细胞）形成一个原基，未能连接于正常的血管系统，其在局部聚集并增生发展成为血管瘤；亦或血管瘤是一个原始细胞型的肿瘤，该细胞具有向内皮细胞和周细胞方向分化的能力。血管瘤增生期内皮CD34、淋巴细胞特异标志物LYVE1共同表达，而消退期LYVE1的表达下调，提示血管瘤增生期内皮细胞停滞在血管分化的早期发育阶段。血管瘤增生期内皮细胞表达CD14、CD83，提示血管瘤内皮细胞可能来源于髓样细胞。血管瘤增生期内皮细胞CD133+、VEGFR+，外周血中CD133+、CD34+、内皮祖细胞（endothelial progenitor cells, EPCs）是正常对照的15倍，提示血管内皮祖细胞可能是血管瘤的细胞来源。

二、胎盘起源理论

Barnes等用基因芯片筛查发现血管瘤和胎盘组织有强相似性。临床上绒毛膜绒毛取样的妇女孕育的婴儿血管瘤发生率增加3~4倍，而且血管瘤还表达其他一些与胎盘相关的血管性标志物，如Lewis Y、CD32、FcrRⅡ merosin等，提示血管瘤可能来源于胎盘细胞的脱落栓塞。因此在妊娠期应减少胎盘的损伤，防止胎盘细胞脱落后嵌顿于胎儿体内。GLUT1仅表达于血组织屏障的微血管内皮细胞，如中枢神经系统（central nervous system, CNS）、胎盘滋养层等，不存在于正常脉管系统。North等证实GLUT1在血管瘤内皮上高表达持续至消退全程，但在其他良性血管性肿瘤和血管畸形中GLUT1不表达，可成为血管瘤和血管畸形的鉴别诊断工具。

三、发育区缺陷理论

少数面部血管瘤存在的节段分布特征，血管瘤合并颅、心、眼部和动脉异常的PHACE综合征，以及骶部血管瘤伴发泌尿生殖器异常的病例，均提示其可能是发育区缺陷的表现。例如，面部血管瘤的分布是非随机的，有显著的节段性模式，并偏向于胚胎的融合区域。面部发育有5个独特的胚胎始基：即1对下颌始基、1对上颌始基、1个额鼻始基。据此面部血管瘤分为4个节段模式：额颞节段、上颌节段、下颌节段和额鼻节段。

四、血管发生失衡理论

自从Folkman提出血管瘤发生于血管生成失调或血管生成和抑制因子间的失衡，许多学者致力于血管瘤中促血管生成因子和抑制因子的表达水平研究，仍未获得期待中的核心调控因子。此类研究发现：①增生期血管瘤的血管生成关键因子VEGF mRNA、bFGF mRNA均上调。②基因芯片发现IGF-2在增生期血管瘤中高表达，体外促进血管瘤组织的血管枝芽萌出，低氧水平驱动血管瘤增生。③增生期血管瘤患儿血清VEGF水平显著高于消退期血管瘤、血管畸形和正常对照组患儿血清VEGF水平，系统激素治疗后，血清VEGF水平显著降低。④体外培养血管瘤内皮细胞TIE2表达增加，Angiopoietin-1促血管生成反应增强。⑤婴幼儿血管瘤（infantile hemangioma，IH）好发于女婴，且IH患儿血清雌二醇-17β水平高于对照组和血管畸形组4倍，雌激素体外同样刺激血管瘤内皮细胞的增殖。

五、细胞因子调节通路的突变理论

研究表明散发血管瘤未见遗传征象，然而5例罕见家族性血管瘤中，连锁分析定位于常染色体5q31~5q33，其中涉及血管生长的3个基因：*PDGFRB*、*FGFR4*、*FLT4*（*VEGFR3*）。在一些散发血管瘤中，5q染色体片断可以发生显著的杂合性丢失。陈达等发现增生期血管瘤组织HIF-1α蛋白表达水平明显增高，与VEGF和血管新生数量成正相关。有研究发现VEGF和bFGF通路的异常上调引起血管瘤的增生。另一研究也发现血管瘤内皮细胞VEGF、HIF-2α、TP表达阳性，提示HIF/VEGF通路活化可能对血管瘤生成起重要作用。

六、血管瘤形成中的非内皮细胞理论

血管瘤内包含很大的非内皮细胞群。从血管瘤提取的基质细胞能释放VEGF。增生

期血管瘤肥大细胞释放VEGF、Ⅷ型胶原刺激血管形成，促进血管瘤的增生。增生期血管周围平滑肌细胞表达MCP-1 mRNA，促使巨噬细胞聚集于血管瘤，产生IL-8、VEGF、bFGF等血管因子，在血管瘤生长中发挥作用。Ritter等发现在血管瘤增生期病灶内出现大量髓样细胞，消退期数量明显减少，缺氧会刺激增生期髓样细胞分泌血管生成因子。

七、免疫与炎症学说

血管瘤内聚集CD8+细胞毒性T淋巴细胞，可能通过释放细胞因子促进血管内皮细胞的增殖。增生期血管瘤高水平的吲哚胺2，3-双加氧酶（idoleamine 2，3-clioxygenase，IOD），色氨酸降解增加，抑制T细胞功能使血管瘤逃脱免疫监视。当然，血管瘤消退机制研究相对较少，推测肥大细胞、线粒体Cytb等促进内皮细胞凋亡。

第二章

血管瘤分类

1863年细胞病理学之父Virchow把血管瘤分为单纯型血管瘤、海绵状血管瘤和蔓状血管瘤。1969年WHO将血管瘤分成良性血管瘤与恶性血管瘤两大类。1974年苏联学者Кракосвский提出形态学分类，在Virchow和WHO分类的基础上，加入新分类血管畸形，包括先天性血管斑痣和毛细血管扩张症。20世纪以后，Virchow所称的单纯型血管瘤被改为意义相同的毛细血管瘤。在我国，基本沿用Virchow分类，将血管瘤分为毛细血管瘤、海绵状血管瘤、蔓状血管瘤和混合性血管瘤，其中毛细血管瘤又进一步分为葡萄酒色斑和草莓状血管瘤。这些分类方法主要反映的是血管瘤外观及组织形态学特点，没有根据细胞生物学特性进行区别，没有说明血管瘤的胚胎学、血流动力学及自然病程的特性。理想的血管瘤分类应该能说明其胚胎组织病理特点、临床体征特点及其生物学行为的发展趋势，能在选择治疗方式、治疗时机及判断疗效方面提供帮助。

1982年，美国哈佛大学的Mulliken和Glowachi根据血管内皮细胞特征、临床表现和自然病程的不同，将血管瘤分为两大类。一类为真性血管瘤，分为增殖期和退化期。其特征是血管瘤通常出生时不存在，大多数发生在出生后1个月内，初起为小的红色斑点，迅速增长后逐渐退化，增殖期内皮细胞增生，结合^{3}H胸腺嘧啶增高。退化期内皮细胞结合^{3}H胸腺嘧啶减少，伴脂肪沉积和纤维化。另一类为血管畸形，包括微静脉畸形、静脉畸形、动静脉畸形等。其特征是出生时即有病变，随年龄增大而逐渐生长，不会自行消退，无内皮细胞增生及未结合^{3}H胸腺嘧啶。此种分类方法有助于治疗时机和方法的选择。

Jackson等于1993年根据血液流速和动静脉分流速度，将血管畸形进一步分为高流量和低流量两种。此分类的意义在于有助于临床上对血管畸形实施硬化治疗和栓塞的选择。进一步病理学研究表明毛细血管畸形实质是毛细血管后微静脉畸形。据此，1995年Waner和Suen提出新分类方法，得到了国际同行广泛认同，其中包括国际脉管疾病研究学会（International society for the study of vascular Anomalies，ISSVA），新分类方法成为世界范围内不同学科研究者交流的共同标准。

1996年Enjolras、Boon以及Mulliken提出了先天性血管瘤（congenital hemangioma）概念，他们对出生时即有病变的患儿进行临床、病理及影像检查，通过免疫组化法及组织学方法进行比较，认为先天性血管瘤是一种非进展性先天性血管瘤，具有以下特点：①病变组织的毛细血管小叶状增生，周围有大量含铁血黄素沉积，有纤维化变性的基质，缺乏正常的新生血管。②Ley抗原及Glu T₁抗原反应低下。③先天性血管瘤患儿出生时即有病变，出生后没有明显增殖期，而是直接进入自然消退期，快速消退（迅速消退型先天性血管瘤，rapid involuting congenital hemangioma，RICH）；或是不能消退（不消退型先天性血管瘤，non-involuting congenital hemangioma，NICH）。

2002年，在中华口腔医学会口腔颌面外科专业委员会召开的全国口腔颌面部血管瘤治疗研讨会上，开始采用Waner和Suen的新分类。其分类见表2-1。

表2-1 ISSVA的脉管性疾病分类

脉管肿瘤 （血管内皮细胞异常增生）	脉管畸形 （无血管内皮细胞异常增生）
婴幼儿血管瘤	**低流量脉管畸形**
先天性血管瘤（RICH和NICH）（表现为出生后即有，1岁左右几乎完全消退，其临床、病理和影像学表现与婴儿血管瘤有明显差别）	毛细血管畸形、葡萄酒色斑、毛细血管扩张、角皮性血管瘤、静脉畸形、普通单发静脉畸形、蓝色橡皮奶头样痣、家族性皮肤黏膜静脉畸形、球状细胞静脉畸形、Maffucci综合征
丛状细胞瘤（伴或不伴Kasabach-Merritt综合征）	淋巴管畸形
Kaposi血管内皮瘤（伴或不伴Kasabach-Merritt综合征）	
梭状细胞血管内皮瘤	**高流量脉管畸形**
少见血管内皮瘤（上皮样血管内皮瘤、混合性血管内皮瘤、多形性血管内皮瘤、网状血管内皮瘤、多形性血管内皮瘤、血管内乳头状血管内皮瘤、淋巴管内皮肉瘤）	动脉畸形 动静脉瘘 动静脉畸形
皮肤获得性血管肿瘤（化脓性肉芽肿、靶样含铁血黄素沉积性血管瘤、肾小球样血管瘤、微静脉型血管瘤）	**复杂混合性脉管畸形**
	CVM/CLM/LVM/CLVM AVM-LM/CM-AV

C：毛细血管；A：动脉；V：静脉；L：淋巴；M：畸形；RICH：迅速消退型先天性血管瘤；NICH：不消退型先天性血管瘤
*RICH和NICH是罕见的血管瘤，在婴儿出生时即生长完全，然后或者快速消退，或者不能消退。婴儿血管瘤中平滑肌肌动蛋白（αSMA）阳性细胞常见于婴儿血管瘤的血管壁，但是在RICH中却罕见。有报道伴有NICH的儿童血管瘤和婴儿血管瘤共存，儿童RICH患者迅速好转但却不能完全消退。在这些病例中，残存的损害演变为NICH。Gorham's征（Gorham Stout综合征）表现为大块骨溶解（骨消失），伴有血管瘤样组织增生，用Bishopsphonates治疗有效。

新分类与旧分类对比有以下特点：①新分类中只有血管瘤为真性肿瘤，旧分类中的草莓样血管瘤大多属于此类；②临床上葡萄酒色斑应是微静脉畸形，旧分类中的海绵状血管瘤是静脉畸形；③淋巴管畸形的微囊型包括旧分类毛细管型和海绵状淋巴管瘤，大囊型相当于旧分类的囊肿型或囊性水瘤；④混合型的静脉-淋巴管畸形应指旧分类的海绵状淋巴血管瘤，而微静脉-淋巴管畸形则应是旧分类中的毛细管型淋巴血管瘤或血管淋巴管瘤（表2-2）。

表2-2　脉管性疾病的新旧分类及命名对比

旧分类名称	新分类名称
草莓状血管瘤	婴幼儿血管瘤
鲜红斑痣、红胎记	葡萄酒色斑
	先天性毛细血管和微静脉畸形
海绵状血管瘤	静脉畸形
	低流量脉管畸形
蔓状血管瘤	动静脉畸形
淋巴管瘤	淋巴管畸形
	巨囊型
	微囊型
	先天性血管瘤
	迅速消退型
	不消退型
血管球瘤	血管球静脉

　　婴幼儿血管瘤与脉管畸形的鉴别诊断十分重要，主要依据是临床表现和动态观察。此外，还可通过检测患儿血管内皮生长因子和血清雌二醇、尿碱性成纤维细胞生长因子等协助诊断，若能在隐蔽部位取组织行活检则更有利于鉴别诊断，两者区别如表2-3所示。

表2-3　血管瘤与脉管畸形的区别

	血管瘤	脉管畸形
出生时临床表现	通常30%在出生时出现症状	100%出生时出现，症状可能不明显
男女发病比率	1：5~1：3	1：1
发病率	出生时发病率1%~2.6%，一年内发病率10%~12%	0.3%~0.5%葡萄酒样痣
自然病程	增生期，稳定期及消退期	随年龄成比例生长
细胞学	内皮细胞增生	内皮细胞更新正常
骨骼改变	偶有邻近骨骼"肿块效应"	慢流速：变异、肥大或发育不全；快流速：毁损、变异或肥大

第三章

血管瘤的临床类型

第一节　血管胎痣

血管胎痣又称为先天性血管瘤，包括婴幼儿血管瘤（草莓状血管瘤）、葡萄酒色斑（鲜红斑痣、红胎记）及静脉畸形（海绵状血管瘤）。

血管胎痣的病因及发病机制如下：部分病例有家族聚集性，提示本病与遗传有一定关系，易感基因定位于染色体。合并动静脉畸形者可能与位于染色体5q的*RASA1*基因突变有关。

一、血管胎痣的组成

（一）葡萄酒色斑（port-wine stains）

1. 葡萄酒色斑的发病原因及机制

葡萄酒色斑易出现在三叉神经、脊神经、颈神经的分布区域，提示该病发病可能与神经有关。发生在三叉神经眼支分布区域的葡萄酒色斑常合并神经及眼部症状的现象，亦支持这种可能。葡萄酒色斑病变主要表现为血管扩张，而不是血管增殖，同时伴有与血管扩张相关的神经纤维数量下降（葡萄酒色斑病变部位的神经密度与非病变区相比显著降低），因此，有学者认为葡萄酒色斑可能是由于支配血管的交感神经缺乏导致。而神经支配减少导致神经对血管舒缩的调节能力减低，在血流灌注压的作用下，血管逐渐扩张，导致病变主要表现为血管扩张。

由于葡萄酒色斑的病变与神经有关，目前对该病的基因研究亦集中在研究与神经有关的基因上。引起家族型葡萄酒色斑的基因中包含一系列与神经有关的基因，这些基因突变或缺失导致血管周围的神经分布减少。然而*RASA1*基因的缺陷并不是葡萄酒色斑所特有的，因而需要对葡萄酒色斑的有关基因及机制作进一步的研究。

2. 葡萄酒色斑的临床表现

葡萄酒色斑是一种先天性血管畸形，表现为皮肤毛细血管的扩张及畸形，而不表现为血管内皮细胞的增殖，在新生儿的发病率约为0.3%~0.5%。获得性葡萄酒色斑的临床表现和组织学表现与先天性葡萄酒色斑一致，但获得性葡萄酒色斑发生较晚，也较少见。获得性葡萄酒色斑发生的最常见诱因是外伤，可能是由于外伤导致交感神经缺失，在灌注压作用下，局部毛细血管扩张引起。

葡萄酒色斑可以是某些综合征的临床表现之一。在葡萄酒色斑患者中，约1%~2%伴有同侧脑、脑膜或者眼部血管畸形，称为Sturge-Weber综合征。Klippel-Trenaunay综合征是包括葡萄酒色斑、静脉曲张、静脉发育不全、肢体肥大的综合征，此综合征多累及较短侧肢体，表现为软组织及骨的过度肥大增生，常伴有静脉系统发育不全。Beckwith-Widemann综合征是包括面部葡萄酒色斑、舌肥大、内脏过度发育及脐突出的一种较少见的综合征。

葡萄酒色斑（鲜红斑痣）根据发病部位可分为以下两种。

（1）中线毛细血管扩张痣：中线毛细血管扩张痣较常见，病损好发于前额、眉间、眼睑及颈部等位置，其中以颈部最多见。病变表现为淡粉红色至猩红色斑片，扁平，不高出皮面，压之能褪色，剧烈活动、哭闹及发热时色泽多加深。巨大病损多数在3岁之前完全消退，颈部及眉间的病损可能持续至成年时期。

（2）侧位鲜红斑痣：病损表现为面部葡萄酒色斑沿三叉神经分布，包括眼支（前额及上眼睑）、上颌支与下颌支三个区域，不会自发消退，随身体生长而相应增大，位于头面部的病灶成年后可增厚并出现结节。本病组织学表现为真皮乳头层及网状层血管的先天性畸形，出生时即有。可作为一些综合征的临床表现之一。

3. 葡萄酒色斑的组织病理特征

本病的病理特征表现为真皮乳头层及网状层前部毛细血管的扩张，不表现为内皮细胞增生。

（二）婴幼儿血管瘤（草莓状血管瘤）

1. 婴幼儿血管瘤的病程和分类

婴幼儿血管瘤是最常见的血管瘤。先天性（新生儿的发病率为1%）或婴儿期发病最常见，25%的病例出生时即有，88%的病例于出生后3~5周内发生。可发生于皮肤任何部位，常见于头颈部。一般单发，压之不易褪色，女性多于男性。表现为鲜红色或紫色突起包块，形似草莓，界限清楚。其自然病程可分为增生期、稳定期和消退期。多数患儿在出生后8~12个月迅速增长，然后进入稳定期，生长停滞。当瘤体出现生长明显减慢甚至停滞，质地变软，颜色减退并有灰白点，且逐渐扩大、融合，提示瘤体已开始进入消退期。5岁内患儿病灶消退率约为50%~60%，7岁内约为75%，9岁内可达90%以上，最长消退期可持续到12岁，最终约20%~40%患儿有残余皮肤改变，如瘢痕、毛细血管扩张等。若患儿6岁左右仍然尚未出现消退征象，血管瘤则不可能消退。

临床可将婴幼儿血管瘤分为表浅型婴幼儿血管瘤及深部婴幼儿血管瘤。深部婴幼儿血管瘤在过去被认为是海绵状血管瘤，现已有大量临床、病理及免疫组化依据，证实其与表浅型婴幼儿血管瘤性质相同。

2. 婴幼儿血管瘤的临床表现

表浅型婴幼儿血管瘤表现为鲜红色或紫红色隆起的丘疹、结节，形似草莓，外形不规则，边界清楚。深部婴幼儿血管瘤一般表现为质软的较大包块，表面皮肤呈蓝色，可压缩，大小不一。

3. 婴幼儿血管瘤的组织病理特征

早期毛细血管内皮细胞增生显著，聚集成条索或团块，仅少数有管腔。稳定期部分毛细血管管腔明显扩张。消退期幼稚毛细血管内皮细胞变性，毛细血管管腔变窄甚至闭塞，代之以纤维及脂肪组织。

（三）静脉畸形（Venous Malformations，VMs）

静脉畸形过去亦称为海绵状血管瘤，是由充满血液的腔隙和扩张的血窦构成的皮下暗红、紫色或蓝色病灶。静脉畸形常在出生时或生后不久发病，少数可变小甚至消退，但大多数持续存在并增大。

1. 静脉畸形的临床表现

暗红色、蓝色、紫色圆形或不规则结节、包块。周围浅静脉增多、迂曲，质地柔软，有弹性，挤压可缩小，但很快恢复到原大小，体位试验阳性。有时可有轻压痛，并可扪及小而硬的静脉石。部分血管瘤包膜完整，部分界限不清，可侵犯周围组织，少数静脉畸形表面伴发毛细血管瘤，偶有合并动静脉瘘。海绵状血管瘤还可发生在肌肉组织内，有时可累及骨骼，致骨骼表面粗糙似虫咬样改变，若累及骨髓腔，X线片可表现为骨小梁被破坏后的空泡样征象。

少数海绵状血管瘤为综合征的表现。Klippel-Trenaunay综合征，表现为葡萄酒色斑、静脉畸形及肢体长度差异。

Maffucci综合征表现为多发的海绵状血管瘤伴一侧肢体末端骨软骨瘤。蓝色橡皮大疱样痣综合征（blue rubberbleb nevus syndrome）是一种皮肤、肠血管瘤综合征，患者出生时即有海绵状血管瘤，以后增大、增多，表现为橡皮奶头样中央凸起的形态，中心深蓝色，一般约针头或小米大小，最大的可达3cm以上，同时伴有消化道血管瘤。

2.静脉畸形的组织病理特征

血管扩张明显，内衬单层内皮细胞，周围有增厚的纤维组织包绕，在纤维组织内可见平滑肌组织。

二、血管胎痣的诊断

葡萄酒色斑（鲜红斑痣）：出生时即有或出生后发生，表现为淡红色、紫红色或暗红色斑疹，压之部分或完全褪色。

婴幼儿血管瘤（草莓状血管瘤）：出生时即有或出生后发生，表现为一个或数个鲜红色高出皮面的结节，形似草莓，边界清楚，压之不易褪色，女性多发。

静脉畸形（海绵状血管瘤）：出生后发生，表面皮肤表现为蓝色、淡紫色或紫蓝色，挤压后可缩小，体位试验阳性。血管造影、MRI是诊断静脉畸形的重要依据。

三、血管胎痣的鉴别诊断

婴幼儿血管瘤增生期病变须与其他血管增生疾病相鉴别，如先天性非进展性血管瘤、丛状血管瘤、化脓性肉芽肿和Kaposi样血管内皮瘤。婴幼儿血管胎痣消退期病变须与血管畸形相鉴别，婴幼儿血管瘤标本GLUT1免疫性反应阳性，而血管畸形GLUT1免疫性反应阴性。

婴幼儿血管瘤典型表现为草莓样突起包块，但部分深部婴幼儿血管瘤表面皮肤几乎完全正常。

深部婴幼儿血管瘤须与静脉畸形相鉴别。可通过临床表现、病理、免疫组化鉴别。婴幼儿血管瘤属于真性血管肿瘤，表现为内皮细胞增生，其免疫组化GLUT1、Lewisγ抗原、FcγRⅡ阳性，而静脉畸形属于脉管畸形，GLUT1、Lewisγ抗原、FcγRⅡ均阴性。

血管胎痣在组织病理上尚须与平滑肌瘤、血管脂肪瘤及血管纤维瘤相鉴别。

四、血管胎痣的治疗

因为葡萄酒色斑、婴幼儿血管瘤及静脉畸形表现不同、能否消退及消退时机不同，需根据正确的诊断及分型决定治疗方法及治疗时机。

（一）治疗时机

中线毛细血管扩张痣患者病损一般在3岁前完全消退，极少不消退。因此，治疗在3岁以后进行，亦可依据生长部位、瘤体大小及对美容、功能的影响情况择机治疗。

侧位鲜红斑痣不会自行消退，应在病程早期优选治疗方法，选择的时机对发展较快的侧位鲜红斑痣意义重大。

婴幼儿血管瘤（草莓状血管瘤）消退期一般在5~7岁，若6岁左右无消退迹象则不可能消退。治疗上可选择6岁后治疗，亦可依据生长部位、瘤体大小、对功能和外观的影响择机治疗。婴幼儿血管瘤（草莓状血管瘤）经过快速生长期、退化期和消退完成期，约70%~90%左右能消退。因而以往认为除非血管瘤生长在重要器官、颜面或腔道需要积极治疗外，应以随访为主。但是由于婴幼儿血管瘤（草莓状血管瘤）早期生长快速，范围扩大，有向正常组织发展的倾向；同时由于婴幼儿血管瘤血供丰富，导致局部组织增生肥厚，即使婴幼儿血管瘤消退后，局部仍需要整形手术治疗，受血管瘤浸润的皮肤组织即使在血管瘤消退后，仍与正常皮肤组织肤色不同；约10%~30%婴幼儿血管瘤（草莓样血管瘤）不能完全消退，需要进一步治疗。婴幼儿血管瘤（草莓样血管瘤）患者自行消退者多数皮损愈合消退后遗留下皮肤继发改变，其余可在消退后遗留残余萎缩、色素减退、瘢痕及毛细血管扩张。因而有学者认为可在婴幼儿血管瘤增生期早期应适当干预治疗，以抑制血管瘤的快速生长，促使婴幼儿血管瘤由增生期转向稳定期和消退期。同时，可以减轻患者及家属心理及精神上的压力和恐惧。

婴幼儿血管瘤（草莓状血管瘤）需要尽早治疗的指征包括：严重出血、鼻及耳道堵塞、血小板减少症；会导致永久性毁容，对患者的外观形象及对患者和亲属心理影响极大的婴幼儿血管瘤（草莓状血管瘤），如耳鼻、上下唇、眉间区的巨大血管瘤；妨碍生理功能的婴幼儿血管瘤，如食管血管瘤；妨碍呼吸功能、肺功能、尿及粪便排泄功能的血管瘤；会导致视觉损毁的血管瘤（眶周血管瘤伴发的闭塞性弱视、散光及近视等）。

静脉畸形大多数持续存在并增大，血管畸形不能消退。因此，此类病变须早期治疗，一旦确诊须尽早治疗。

（二）治疗方法

1. 葡萄酒色斑（鲜红斑痣）的治疗方法

葡萄酒色斑（鲜红斑痣）可采用非手术治疗及手术治疗方法。非手术治疗包括冷冻治疗、同位素^{32}P、^{90}Sr敷贴治疗、激光治疗、光动力学治疗。非手术治疗中冷冻治疗、同位素^{32}P、^{90}Sr敷贴治疗目前基本不再采用。输出波长585nm、脉宽450μs的脉冲染料激光由于其波长与577nm的血红蛋白吸收峰接近，而450μs的脉宽所释放的能量足以使靶组织血管内凝固，又短于热弛豫时间，可以减少对周围组织的热传导损伤，因而脉冲染料激光治疗成为葡萄酒色斑（鲜红斑痣）的首选方法。脉冲染料激光对面部的葡萄酒色斑（鲜红斑痣）治疗的反应常较迅速，但对于面中部损害的反应较慢，特别是分布在三叉神经上颌支支配区域者。

欧洲激光皮肤科学会于2007年提出葡萄酒色斑（鲜红斑痣）的治疗指南，把该病分成四级并提出相应的比较合理的治疗方案。①Ⅰ级：最早期、最小的血管，其直径约50~80μm，临床表现呈淡粉红色或深粉红色斑片。可用闪光灯泵脉冲染料激光，可变脉宽倍频掺钕钇铝石榴石激光或强脉冲光源。②Ⅱ级：类似Ⅰ级，血管扩张更明显，直径约80~120μm，每条血管肉眼明显可见。可用闪光灯泵脉冲染料激光（长脉宽），可变脉宽倍频掺钕钇铝石榴石激光或强脉冲光源。③Ⅲ级：血管直径120~150μm，临床表现为血管更加扩张的红色的斑片。可用闪光灯泵脉冲染料激光（长脉宽），可变脉宽倍频掺钕钇铝石榴石激光（大光斑）或强脉冲光源。④Ⅳ级：血管直径大于150μm，临床表现为紫色、较厚、可触及，可能为结节，其上可见明显扩张的血管。可用激光有强脉冲光源、翠绿宝石激光、掺钕钇铝石榴石激光（避免照射眼眶周）或半导体激光。治疗间隔约为8周。

光动力学治疗是另一种重要的治疗方法。其治疗机制为：光敏物质于注入血液循环后一定的时间内，在血管内高浓度存在，此时用与该光敏物质发射光谱相对应波长的光照射靶组织，被靶组织所吸收的光子在光敏物质的参与下会产生一系列的光化学与光生理作用，导致靶组织中酶的失活、细胞的破坏，进而导致微小血管的破坏，从而达到治疗目的。目前在各种光动力学治疗中常用的光敏物质有多种选择，其中使用最广泛的是血卟啉衍生物。光动力学治疗中光源可选择非相干光和激光两类。非相干光即普通光源，早期治疗时常选择非相干光，如汞弧灯、氙弧灯、卤素灯等，其中尤以高压汞弧灯加滤光片和冷却系统最常用。但是通过一系列滤光装置后，光的强度衰减太多，致使激发效率不高。因而除非针对面积过大的肢体葡萄酒色斑（鲜红斑痣），一般光动力学治疗的光源应首先选择激光，激光具有单色性好、亮度高等优点。临床可以选择的激光包括染料激光、金蒸汽激光、铜蒸汽激光、氦氖激光、氩离子激光等。

光动力学治疗的效果与病变的解剖部位有关，如额、颞、颊、颈的病灶易于达到较理想的治疗效果，而上唇、下颌区的病灶治疗效果较差。

近十年来脉冲激光及光动力学治疗技术使葡萄酒色斑（鲜红斑痣）的治疗取得了长足的进步，但疗效仍不能令人满意，只有大约10%的患者能获得完全清除。

2.婴幼儿血管瘤（草莓状血管瘤）的治疗方法

在临床工作中常常发现婴幼儿血管瘤（草莓状血管瘤）的很多损害不是来自病变本身，而是来自于过于积极的治疗。以往采用手术、同位素、冷冻、放射、激光及硬化剂等治疗的病例，经长期随访证实，其后遗损害和美容效果均不理想。因而在婴幼儿血管瘤（草莓状血管瘤）的治疗选择上应以治疗总效果不能比血管瘤自然消退效果差为基本原则。应强调治疗的目的不仅是消除病变，还必须保持健康的正常组织和外观。在婴幼儿血管瘤（草莓状血管瘤）的治疗上要掌握好血管瘤的增生期、稳定期和消退期规律，可诱导血管瘤的早期消退（如糖皮质激素）和减少并发症，促进血管内皮细胞的衰老、死亡，使瘤体组织发生纤维化和脂肪沉积，促使肿瘤消退。

干预方法包括外用糖皮质激素治疗、系统应用糖皮质激素治疗、皮损内注射糖皮质激素治疗、普萘洛尔治疗、干扰素治疗、激光治疗、栓塞治疗和手术切除治疗等。

糖皮质激素治疗：强的松2~5mg/（kg·d）口服，一般在用药数天至数周内即有明显效果；有的采用2~3mg/（kg·d）低剂量服用，有效则2~4周减量，维持10~11个月。数月后才能逐渐消退，约1/3的血管瘤明显皱缩，1/3的血管瘤停止生长而无明显皱缩，1/3的血管瘤无反应。

对于表浅型婴幼儿血管瘤，由于其位置表浅，并未涉及深层组织，可以采用585nm脉冲染料激光治疗，也可以采用局部血管瘤间质注射方法，注射药物可采用强的松、平阳霉素等。大多数婴幼儿血管瘤（草莓状血管瘤）可以选择局部注射治疗，以达到控制血管瘤生长的作用，促使血管瘤转为稳定消退期。

对于深部或混合型血管瘤，可以采用栓塞硬化联合激素注射治疗的方法。先压迫瘤体周围并向一侧推动瘤体，或用止血带环绕瘤体底部，以减缓血管瘤瘤体血液回流速度。在瘤体中心穿刺，回抽见血后，分次缓慢注射无水乙醇，每次0.2~0.3mL，见回抽液中富含凝血颗粒（提示血管瘤瘤体组织回流静脉大部分栓塞），随即注入含得宝松（复方倍他米松注射液）的硬化剂（5%鱼肝油酸钠5mL中加入1mL得宝松，混匀）。治疗过程中注意观察患者血氧饱和度变化。

　　3. 静脉畸形（海绵状血管瘤）的治疗方法

　　治疗方法包括：硬化剂治疗、栓塞治疗、电化学治疗、铜针治疗、激光治疗及手术治疗。

　　硬化剂包括：无水乙醇、鱼肝油酸钠、氨基乙醇、平阳霉素、十四烷基硫酸钠和环磷酰胺。

　　硬化剂治疗的不断发展使之取代了手术治疗成为主流治疗方法。血管内硬化剂治疗避免了大出血、皮肤瘢痕等并发症。对于体积较大、流量较高的静脉畸形，需要选择栓塞引流静脉后，再行硬化剂注射治疗，较单纯硬化剂注射治疗效果明显。上述疗法通过内皮细胞、血红蛋白的变性，导致血栓形成，减低血液流量，增加硬化剂硬化效果，使病灶消退加快且减少复发。

　　多次栓塞硬化注射：用于皮下或肌内、范围较大、手术难以切除的静脉畸形。

　　铜针及电化学治疗：用于肢体末端的病变，瘤体留置铜针，并通直流电治疗，电离的铜离子促使血管内皮细胞变形，导致血栓形成。

　　激光治疗：以长脉冲Nd：YAG激光为代表的激光治疗为浅表小静脉畸形的治疗提供了最佳选择。

　　广泛波及肢体的静脉畸形可采用弹力绷带长期包扎压迫，从足部一直到大腿根部。

　　干扰素（interferon，IFN）治疗：IFNα-2a及IFNβ是作为治疗快速增殖期病变侵犯主要脏器、严重影响机体功能、甚至危及生命的血管瘤的二线药物，常用于对糖皮质激素治疗无效者。建议剂量为每日（1~3）× 10^6IU/m^2，皮下注射，连用7~9个月。干扰素也可以进行瘤体内注射，方法是第一周每天一次，每次（1~3）× 10^6IU/m^2，以后每周一次，平均疗程8周。干扰素治疗与激素治疗不同，对各期血管瘤都有效，但血管瘤消退速度干扰素治疗较激素治疗慢，且不良反应较多，如一过性白细胞减少、轻度发热、轻度转氨酶升高等，甚至少数患者可发生不可逆的痉挛性双瘫。

五、血管胎痣的病程与预后

　　葡萄酒色斑（鲜红斑痣）：预后良好，只是影响美观。其中橙红色斑（中线毛细血管扩张痣）可自然消退，侧位鲜红斑痣（葡萄酒样痣）不会自行消退，可伴发一些综合征。

婴幼儿血管瘤（草莓状血管瘤）：大部分草莓状血管瘤可以自然消退，治疗效果较好。

静脉畸形（海绵状血管瘤）：良性肿瘤，良性病程，影响美观，一些血管瘤波及肌肉、骨骼或其他器官，可影响器官功能。

第二节　动静脉畸形

动静脉畸形（arteriovenous malformation，AVM）是由于在胚胎期脉管系统发育异常所导致的动脉和静脉直接连通（动静脉短路）造成动静脉瘘的一种血管畸形。动静脉畸形是一种快慢流速性病变，病变中动脉和静脉直接连接（动静脉短路）或正常的动脉和静脉之间的毛细血管床被鸟巢状沟通动静脉的异常血管巢所取代，其中一些动脉和静脉相连接并直接汇入引流静脉，伴肌层增厚和纤维化改变。颅外动静脉畸形的发生率是颅内动静脉畸形发生率的1/20。血流动力学的异常是导致动静脉畸形血管扩张的主要因素，除了缺血部位以外，无新生血管。在动静脉畸形的异常血管团块内有动静脉瘘形成，病灶内血流阻力下降，尤其瘘口大者，其病灶内血流阻力下降明显，血流量增大，造成供血动脉增粗、扭曲，并窃取大量邻近组织供血（窃血现象）。

ISSVA采用Schobinger分期标准，分期如下。

Ⅰ期（静止期）：多发生在婴幼儿和儿童期，其临床特点是动静脉的血流量较小。临床表现为斑疹，恢复期血管瘤，恢复期后血管瘤或有轻度浸润、红色葡萄酒样痣。

Ⅱ期（进展期）：多发生在青春期，病变及临床症状加重。临床表现为界限不清的膨隆，皮肤正常肤色或暗红色，触诊为温暖的团块，可触及有力的动脉搏动和震颤，听诊可闻及吹风样杂音，质地较硬。超声检查可发现动静脉瘘。

Ⅲ期（破坏期）：除了有Ⅱ期的症状和体征外，病变还表现为坏死、出血和溃疡，有时可出现骨质溶解，X线表现为骨囊性变。

Ⅳ期（失代偿期）：动静脉瘘通过分流，使循环血量增加，引起心力衰竭。临床表现为心力衰竭Ⅱ期、Ⅲ期临床症状合并心功能失代偿。

尽管动静脉畸形是先天性疾病，但是只有约60%在出生时即被发现，其余在青春期或成年才逐渐显现出来。病变可见于全身各部位，最常累及头部。颅面部动静脉畸形以面中部病变居多。创伤可加重动静脉畸形。可疑的动静脉畸形可由超声检查明确。为全面评估病变，必要时可做MRI、CT以及动脉造影检查。

动静脉畸形和动静脉瘘的临床表现类似，但是二者的病理生理特征以及临床进程是不同的。动静脉畸形是先天性疾病，而动静脉瘘多为后天获得性疾病，多源于慢性侵蚀和外伤，表现为动静脉间单一瘘管，动脉血通过瘘孔直接流入引流静脉，造成回流静脉压增高。动静脉畸形则表现为动静脉之间有多个瘘管连接。动静脉畸形和动静脉瘘均伴有扩张扭曲的动脉和回流静脉。

（一）动静脉畸形的组织病理特征

真皮内、皮下或黏膜下可见有大量血管组成的团块，边界清楚。血管壁厚，具有肌层和厚度不一的弹力膜，部分病例可见明显的动静脉吻合，在管腔中常可见微血栓。

（二）动静脉畸形的诊断

颅面部软组织动静脉畸形一般位于体表，根据其临床表现常可以诊断。对于位置较深的病变，需要行影像学检查，才可明确病变的范围和性质。其中影像学检查包括增强CT、MRI和数字减影血管造影（dijital subtraction angjography，DSA）。其中DSA可以清晰显示动静脉畸形的血管情况，是诊断动静脉畸形的金标准，但由于数字减影血管造影创伤大、费用高，一般不作为常规的检查手段。而CT血管造影和核磁共振血管造影可以显示病变范围和与周围组织关系，便于监测病情以及手术设计。

（三）动静脉畸形的治疗

1. 保守治疗

（1）弹性织物压迫：对于下肢动静脉畸形，选择压力约30~40mmHg的弹性织物压迫患区，可有效缓解下肢的疼痛、肿胀和沉重感。

（2）硬化剂治疗：无水乙醇硬化疗法可缩小损害，使动静脉畸形在早期治愈。无水乙醇通过细胞脱水和脱髓鞘改变，可以直接破坏血管内皮细胞，使血液中蛋白质迅速变性，使血管畸形组织快速坏死并促进血栓形成，从而达到对动静脉畸形的治疗目的。

（3）介入栓塞治疗：介入栓塞的关键是直接消灭异常的血管团块，禁忌行供血动脉的直接堵塞或结扎，因为这样做会进一步促进病变的发展。正丁基-2-氰基丙烯酸酯（n-butyl-2-cyanoactylate，NBCA）曾经作为主流栓塞剂使用，该药物的缺点是无法破坏血管内皮细胞，在远期随访研究中被证实易导致动静脉畸形的复发，但是NBCA作为术前栓塞剂仍然有助于对手术切除界限的确定。NBCA栓塞操作要求高、难度大、有黏管的危险，因而必须由具有一定的介入治疗经验，熟知NBCA的特性和微导管操作技术的介入治疗专家方可实施。

2. 外科治疗

手术治疗仅限于介入栓塞后仍需要改善外观及栓塞术后感染的清创等。外科治疗的指征包括出血、难愈合的溃疡、局部缺血疼痛、充血性心力衰竭、器官功能障碍等。

第三节　动静脉瘘

动静脉瘘是指动静脉之间产生异常的交通和短路，可为先天性或获得性的，可单发或多发。自20世纪70年代以来，文献报道的"假性Kaposi肉瘤"与"伴血管性皮炎的动静脉畸形"都是描述一种单侧性的亚急性慢性皮炎，常常遗留炎症后色素沉着，并且伴有潜在性动静脉畸形。尽管各种非特异性创伤可引起这种畸形，但很可能是由于胚胎原基未能很好分化成毛细血管网而形成瘘所致。

（一）动静脉瘘的临床表现

先天性动静脉瘘可出生时即有，或者学龄期和青春期发病。通常为多发性，可与鲜红斑痣、痣样毛细血管扩张、海绵状血管瘤或弥漫性血管瘤伴发。好发于肢体，尤其以上肢多见。病变部位的毛发生长加快、出汗较多。若瘘口较大，血液分流较多，可触及震颤和闻及杂音；若瘘口小，则不会触及震颤和闻及杂音。内脏器官的动静脉瘘极为罕见，可因为部位不同或累及器官的不同而产生相应的症状，如胃肠道的动静脉瘘可出现消化道出血症状。

获得性动静脉瘘可由于损伤（如各种穿透伤或刺伤，特别是高速子弹、铁和玻璃碎片飞击伤）或手术使同一血管鞘内的动脉和静脉一起受到损伤。常表现为单发的囊性损害。邻近动静脉瘘的皮肤可能表现为红色或发绀、发热、压痛和水肿。创伤性动静脉瘘可伴有连续性杂音，常可触及震颤，由于血液直接从瘘口流入静脉，致使受累部位静脉压增高，结果导致慢性供血不足。也可见受累部位静脉曲张、水肿、溃疡、色素沉着、硬化性蜂窝织炎。本病所导致的溃疡与血栓性静脉炎或静脉曲张所导致的溃疡比较有以下特点：本病所导致的溃疡发生于肢体较末端的部位，温度也较高（属于"热"溃疡）。毛细血管的血流量减少所导致的供血不足不仅可引起浅表的无痛性溃疡，而且可以引起骨质疏松和单侧的关节改变。大量动脉血直接通过瘘孔迅速地流入静脉，使静脉压力增高、心脏的回心血量大量增加，从而导致心脏扩大，心脏进行性扩大可导致心力衰竭。心脏扩大和心力衰竭的程度与瘘口的大小、部位以及持续的时间有密切关系。

血管性皮炎的皮损表现类似于瘀积性皮炎和Kaposi肉瘤，在踝周出现界限不清的色素沉着带，沉着带上常有疣状鳞屑。结节和溃疡的中心可伴有色素改变。例如，有动静脉畸形，常可见到典型的血流增加的体征。活检可见到毛细血管高度增生以及真皮纤维化。血管造影检查有助于鉴别血管性皮炎、瘀积性皮炎和Kaposi肉瘤。

（二）动静脉瘘的诊断

根据病史和体格检查，动静脉瘘的诊断一般并不困难。动脉造影或加做静脉造影可明确诊断并确定病变范围。

（三）动静脉瘘的治疗

先天性动静脉瘘的病变如果较局限而且表浅，应尽可能地予以手术彻底切除；若病变广泛可行动脉内栓塞疗法和分期动静脉瘘切除；获得性动静脉瘘，目前主张早期手术切除；血管性皮炎应治疗基础疾病并对症治疗。

第四节 丛状血管瘤

丛状血管瘤（tufted angioma）又称获得性丛状血管瘤（acquired tufted angioma），常被错误地与婴儿血管瘤混为一谈，称为"毛细血管血管瘤"，是一种罕见的良性血管增生性疾病。该病通常表现为大小为2~5cm粉红色或暗红色斑和斑块，常见于婴幼儿，好发于颈部及躯干上部。

在年龄稍大的儿童和成人患者，此病在临床上与Kaposi肉瘤相似。目前的观点认为它是一种病情较轻的浅表型Kaposi样血管内皮瘤。由Wilson-Jones和Orkin在1989年首次描述。

多数病例为散发性，也有报道在家族中发现多个成员患有丛状血管瘤的情况，这种家族中传递方式为常染色体显性遗传。

（一）丛状血管瘤的临床表现

好发于儿童、少年或青年人，甚至在出生时即被发现，或晚年发病，无性别差异。丛状血管瘤的粉红色斑块是一种潜在的血管畸形，以缓慢的惰性生长为特征。

颈部、上胸部和肩部是最常见的发病部位。皮损表现不一，常表现为边界不清的多发性的粉红色至深红色斑疹、斑片或斑块，表面呈花斑样，偶尔呈线状排列。缓慢生长变大，时间长达5个月到10年，部分皮损含有外生性丘疹或结节，类似典型的化脓性肉芽肿表现。皮损最终稳定在一定的大小，然后可能会缩小并遗留纤维性残余，也可能持续不变，罕有完全自行消退的报道。

丛状血管瘤与血管畸形有关，致病因素包括妊娠、焰色痣、腹部离心性非退化性脂肪营养不良和肝移植。某些Kasabach-Merritt综合征患者具有丛状血管瘤。

（二）丛状血管瘤的组织病理特征

真皮各层内的小静脉排列成分散的丛状，而内皮细胞小叶似沿着原来的血管丛排列，使皮损呈线状外观表现。血管较明显地聚集在真皮中下部。免疫组化和超微病理研究表明丛状血管瘤主要是由血管内皮细胞、周皮细胞和充血的毛细管组成的。

（三）丛状血管瘤的临床诊断

表现为界限不清的暗红色斑块或斑，逐渐增大，通常2~5cm大小。有些斑块或斑上有成群的小血管瘤性丘疹。常见于婴幼儿。好发于颈部、肩部和上胸部。大多皮损增大缓慢，偶可自行消退。根据患者的临床表现、皮损形态及其组织病理特征可诊断。

（四）丛状血管瘤的治疗

丛状血管瘤的治疗方法分手术治疗和非手术治疗两种方式。非手术治疗包括脉冲染料激光治疗、电干燥法治疗、大剂量皮质激素治疗和α-干扰素治疗。对于小的皮损可以手术切除，亦可采用脉冲染料激光治疗和电干燥法治疗。有报道称脉冲染料激光被证明无效。α-干扰素治疗可使部分皮损消退，系统性地使用大剂量的皮质类固醇激素可能有效。阿司匹林可用于控制与Kasabach-Merritt综合征相关的血小板相互作用、疼痛以及血管瘤的生长。

第五节　樱桃样血管瘤

樱桃样血管瘤（cherry angioma）也叫老年性血管瘤（senile angioma）。樱桃样血管瘤是位于真皮浅层的一个良性、获得性的界限清楚的扩张毛细血管和小静脉聚集。发生于成年早期，以后逐渐增大增多。

（一）樱桃样血管瘤的病因与发病机制

樱桃样血管瘤初发年龄约在30岁，数目和发生率随年龄的增加而增加。暴发性病例见于接触芥子气、硫黄和溴化物等。发生在孕妇的樱桃样血管瘤可以在产后自行消退，报道有两例暴发性病例在检查中发现具有高水平的泌乳素，提示某些樱桃样血管瘤病例的病因可能与激素有关。

（二）樱桃样血管瘤的临床表现

樱桃样血管瘤的皮损表现为鲜红色至紫色圆顶状丘疹，表面光滑，质软，高出皮面，直径约1~3mm，数目不等。在成年早期即可出现，随年龄增长而增多，70岁左右的老人可能或多或少都出现一些。好发于躯干，偶可累及颈部和面部，受压后不褪色。

（三）樱桃样血管瘤的组织病理特征

病理检查可见真皮乳头内有半球形的血管增生，毛细血管和小静脉聚集。

（四）樱桃样血管瘤的诊断与鉴别诊断

根据成人躯干部多发鲜红色或樱桃色半球状丘疹表现可以诊断。应与小球样血管瘤、单发性血管角化瘤、化脓性肉芽肿相鉴别。

（五）樱桃样血管瘤的治疗

可采用激光、电干燥法或冷冻治疗，不留瘢痕。多数病例并不需要治疗。

第六节　梭形细胞血管内皮瘤

梭形细胞血管内皮瘤（spindle cell hemangioendothelioma）又称梭形细胞血管瘤

（spindle cell angioma），是由Weiss和Enzinger于1986年首次报道，并认为此类血管瘤是一种兼有海绵状血管瘤和Kaposi肉瘤肿瘤期特点的低度恶性血管肉瘤，此报道中26例患者有1例发生局部淋巴结转移。目前多数学者认为本病是由血栓和不规则的血管塌陷所导致的血管畸形，由海绵状血管和Kaposi肉瘤样梭形细胞血管区密切混合组成。可发生于任何年龄，以20~30岁发病多见，两性发病率无明显差异。80%左右的病例发生在四肢远端的真皮和皮下浅层。初起时表现为不大的红色结节，界限清楚，数月或数年后局部范围内产生多发病灶。

（一）梭形细胞血管内皮瘤的临床表现

多见于青年人，好发于肢体远端，特别是手部。皮损为真皮或皮下组织内单发性或多发性红蓝色坚实的结节。通常表现为位于同一解剖部位的、表浅的、坚硬的、生长缓慢的、孤立的红蓝色肿块或多发结节，无触痛，少数病例可有疼痛。数年内出现多发性新损害，自发性消退罕见。不累及内脏，深部软组织偶可累及。约10%病例伴发淋巴水肿、多发性内生性软骨瘤（Maffucci综合征）、Klippel–Trenaunay综合征和早期发作的静脉曲张。

（二）梭形细胞血管内皮瘤的组织病理特征

病理示结节样肿瘤位于整个真皮内，偶尔延伸到皮下脂肪，由两种基本成分组成：①扩张的薄壁海绵状腔隙，部分有锯齿状边缘，内含红细胞或机化的血栓。②梭形细胞排列成网状或相互交织成短束状，核深染。含有明显胞质空泡的上皮样内皮细胞散布于梭形细胞之间。电镜观察示梭形细胞分化很差，难以观察其特征。多数报道证实胞质丰富的上皮样细胞CD34、FⅧRAg、UAE-1和波形蛋白阳性。梭形细胞仅波形蛋白阳性，其他内皮细胞标记物为阴性。

（三）梭形细胞血管内皮瘤的鉴别诊断

梭形细胞血管内皮瘤与Kaposi肉瘤的结节状皮损具有相似性，但是两者有以下三点区别：

（1）梭形细胞血管内皮瘤的血管是扩张的海绵状血管瘤样的血管，有时伴畸形的静脉，常有血栓，而Kaposi肉瘤的血管为增生的毛细血管。

（2）梭形细胞血管内皮瘤的梭形细胞区内常有小灶性或成串的上皮样内皮细胞，有的上皮样内皮细胞的胞质内有空泡。而Kaposi肉瘤有裂隙状毛细血管，内有红细胞和透明小体。

（3）Kaposi肉瘤常有明显的含铁血黄素沉积和炎性细胞浸润，而梭形细胞血管内皮瘤上述特征则不明显。

（四）梭形细胞血管内皮瘤的治疗

手术切除治疗成功率约40%。局部切除后50%~60%的病例复发，原因是此类血管瘤在血管内延伸导致在同一解剖部位出现新的病变。然而，它们不具有转移潜能。

第七节 Dabska瘤

Dabska瘤（Dabska tumor）又称恶性血管内乳头状血管内皮瘤（malignant endovascular papillary angioenthelioma），是一种极为罕见的低度恶性血管肿瘤，1969年因Dabska首次报道而命名。

（一）Dabska瘤的临床表现

主要发生在婴儿和儿童。许多部位均可发病，但是以头、颈部多见。临床表现为皮肤弥漫性水肿或单个结节，粉红色或红蓝色，轻度隆起，表面光滑，质软，直径2.5~3cm，可侵袭性生长以及发生局部淋巴结转移，但预后良好。

（二）Dabska瘤的组织病理特征

组织病理显示真皮和皮下肿瘤是由明显扩张的薄壁血管组成，与海绵状淋巴管瘤相似。血管腔内衬平头钉样内皮细胞，胞质稀少，胞核朝向血管腔缘，异型性轻微；血管内有乳头状突起，中心常有胶原束。血管腔内外常有明显的淋巴细胞浸润，一般紧贴内皮细胞排列。免疫组化特点：瘤细胞Syn、CD34、CD31呈阳性。

（三）Dabska瘤的诊断

本病术前诊断较困难，需与靶样含铁血黄素沉积性血管瘤和血管肉瘤相鉴别。

（四）Dabska瘤的治疗

完整手术切除效果良好。

第八节　网状血管内皮瘤

网状血管内皮瘤（retiform hemangioendothelioma）可能是Dabska瘤的成人型，罕见，由Calonie等在1994年首次描述。多见于青年人，两性发病率无明显差异。好发于四肢，特别是下肢远端，生长缓慢，临床表现同Dabska瘤相似。

极少数病例可有慢性淋巴水肿或放射治疗史。此类血管瘤容易复发。

病理示肿瘤边界不清，累及网状真皮，常向皮下组织扩展。血管呈细长的分支状，管腔衬以单层内皮细胞，胞质稀少，胞核位于顶端，呈平头钉样。大多数肿瘤的实体区域是由梭形细胞组成，内皮标志物染色呈阳性。血管腔内和基质常有淋巴细胞浸润，管腔内的淋巴细胞一般与平头钉样内皮细胞密切接触。血管内乳头偶见玻璃样变。

第九节　上皮样血管肉瘤

上皮样血管肉瘤（epithelioid angiosarcoma）是一种常发生于深部软组织的罕见的血管肉瘤变型，也可以累及皮肤与内脏（甲状腺、肾上腺），于1991年由Fletcher等首次报道。许多部位均可发病，好发于成年人，以男性多见，少数病例有放射治疗史，伴有动静脉瘘。上皮样血管肉瘤为高度恶性肉瘤，虽然部分肿瘤生长缓慢，但是预后很差。本病易误诊为黑色素细胞肿瘤或上皮性肿瘤。

组织病理示肿瘤由成片的多形大细胞组成，瘤细胞呈多角形、上皮样，并模拟癌的方式排列，胞质嗜酸性，核大，有嗜酸性核仁，偶见胞质内空泡（有时含有红细胞）。肿瘤细胞常有CD31及Ⅷ因子相关抗原染色阳性，约50%病例可出现细胞角蛋白阳性，仅少数出现上皮细胞膜抗原局灶性阳性。

第十节 婴儿血管外皮细胞瘤

婴儿血管外皮细胞瘤（infantile hemangiopericytoma）是一种罕见的血管肿瘤，于1942年由Stout和Murray首次报道。婴儿血管外皮细胞瘤与成人血管外皮细胞瘤是完全不同的疾病，成人血管外皮细胞瘤很少发生于皮肤。

（一）婴儿血管外皮细胞瘤的临床表现

本病常在出生时即被发现或在1岁内发病，好发于四肢，表现为单发或多发的皮内或皮下结节，质硬，表面皮肤正常。局部婴儿血管外皮细胞瘤容易复发。

（二）婴儿血管外皮细胞瘤的组织病理

婴儿血管外皮细胞瘤为多房性，大小不一，界限清楚，显微镜下肿瘤内毛细血管紧密聚集，肿瘤由血管扁平细胞组成，血管间有大量外皮细胞增生。肿瘤细胞向血管内生长，可见核分裂和坏死情况，在小儿中这并不提示病变为恶性。

（三）婴儿血管外皮细胞瘤的鉴别诊断

本病需要与血管肿瘤、神经肿瘤、滑膜肉瘤、平滑肌肿瘤、脂肪肉瘤和间质性软骨肉瘤相鉴别。

（四）婴儿血管外皮细胞瘤的治疗

本病可自然消退，可待其消退，也可选择手术治疗。

第四章

自然消退现象与治疗指征

第一节　血管瘤增生退化的临床观察与机制的探讨

一、临床观察

毛细血管瘤在新生儿时期可自然消退，但自然消退率各学者统计不一，多的达90%，少的则30%，病变多在2岁前消退，少数在10岁才消退，有学者的调查显示海绵状血管瘤5%~50%在患儿出生后1~3年自行消退。血管瘤消退的临床表现为瘤体停止增生扩大、红色变淡、表面皱褶，出现白色纹理，直至瘤体消失、红色斑消失。

二、自然消退的演变机理探讨

血管瘤自然病程包括增生期、消退期、消退完成期三个阶段，血管瘤增生、退化机制目前仍不完全清楚。多年血管瘤消退的机理探讨表明，血管瘤内皮细胞和血管形成起重要作用，已知的血管形成机制如下：内皮细胞的移行、增生；细胞外基质的产生；细胞外基质的蛋白分解；血管结构形成和管腔再通。本书将从以下方面探讨血管瘤的增生与退化的机制。

（一）血管瘤内皮细胞、肥大细胞、周细胞

内皮细胞过度增生是血管瘤病理组织学的最大特点，体外实验证实血管瘤血管内皮细胞比正常血管内皮细胞更易生长，还能摄取^{3}H-胸腺嘧啶，并可见血管形成现象。相反，血管畸形的内皮细胞难以培养，无摄取^{3}H-胸腺嘧啶和血管形成现象，提示血管瘤内皮细胞具有强的增生能力。超微结构中内皮细胞增厚的多层基膜也提示内皮细胞代谢旺盛。目前，血管瘤内皮细胞的这种能力如何产生仍没有完全清楚。采用免疫组织化学方法测定各时期血管瘤标本的CD31、血管性血病因子（von willebrand factor, VWF），两者是成熟内皮细胞特异性的表型。研究发现在血管瘤增生期和退化完成期，它们很少或不表达，而在退化期表现明显。在增生期，血管内皮细胞未发育成熟，增生能力强，肿瘤增生、扩大，当该细胞发育成熟，增生能力减弱，便进入瘤体消退期至退化完成期。

肥大细胞与血管瘤的密切关系早已引起人们的注意，肥大细胞增多时，血管瘤则增生，而它的刺激不存在时血管瘤开始退化。肥大细胞可能通过释放肝素、组胺刺激内皮细胞生长、血管瘤增生，但它的作用仍存在争论。有学者发现肥大细胞在退化早期的血

管瘤组织中明显增生，其中颗粒含有干扰素、转化生长因子、前列腺素等血管形成抑制因子，因此在血管瘤退化机制中起重要作用。

周细胞的研究较少，目前已知它能移行至新生毛细血管远端，通过转化生长因子β的介导抑制内皮细胞的生长，对阻止血管形成有重要作用。

（二）血管形成因子

血管形成因子（angiogenesis factors）是一类能诱导或促进新生毛细血管形成的物质，分为两大类：肽类生长因子和低分子量血管形成因子。这些因子可以影响血管形成过程中的任何步骤，对血管的发生有关键作用，早期研究表明，来自肥大细胞的肝素和组胺是主要血管形成因子。目前已发现许多重要的血管瘤形成因子，尤其是肽类生长因子，包括上皮生长因子、转化生长因子、血管形成素、血管内皮细胞生长因子、纤维母细胞生长因子、肿瘤坏死因子、血小板源性生长因子、肿瘤坏死因子、前列素E_1、前列素E_2。低分子量血管形成因子主要有烟酰胺、吡啶和腺苷。

纤维母细胞生长因子，又称肝素结合因子，包括一大类结构相似的多肽生长因子，如酸性成纤维细胞生长因子、碱性成纤维细胞生长因子。在血管内皮细胞上，碱性成纤维细胞生长因子比酸性成纤维细胞生长因子分布多30~40倍，在胚胎发生过程中，碱性成纤维细胞生长因子能诱导中胚层的形成，促进血管内皮细胞的发育成熟，在血管瘤增生期及消退早期有大量碱性成纤维细胞生长因子表达，而在退化期则无表达。上述现象说明碱性成纤维细胞生长因子参与血管瘤增生与退化过程，是血管瘤增生的主要因素。成纤维细胞生长因子是通过与一系列高度特异性内皮细胞表面受体结合发挥作用。肝素和硫酸肝素蛋白聚糖在成纤维细胞生长因子与成纤维细胞生长因子受体的反应中起重要的中间作用，还能放大酸性成纤维细胞和碱性成纤维细胞的作用。

血管内皮细胞生长因子，因内皮细胞表面有血管内皮细胞生长因子受体，能促进血管内皮细胞增生，在血管瘤增生期可见明显表达。血管内皮细胞生长因子在退化期也有表达，可能通过刺激血管内皮细胞的发育成熟，促进血管瘤退化。转化生长因子β可以调节内皮细胞的生长与分化。血小板源性生长因子能刺激内皮细胞增生促进血管形成。上皮生长因子能刺激内皮细胞增生、移行，和转化生长因子合用后作用更明显。

细胞外基质包括蛋白酶及其抑制物。细胞外基质是血管形成的必备物质之一，基质成分复杂，包括：胶原、纤维连接蛋白、弹力蛋白、氨基酸葡聚糖、血小板反应素、层粘连蛋白、振动连接蛋白等，其中以胶原为主，胶原能促进内皮细胞生长也能抑制其生长。层粘连蛋白的内皮细胞分泌能诱导内皮细胞形成血管状结构，参与血管形成过程。血小板反应素、纤维连接蛋白由内皮细胞合成、分泌，前者与内皮细胞结合，使其从基质分离，后者则促其黏附、生长。蛋白酶及其抑制物的异常也是血管瘤发生的重要因素之一。在蛋白酶的作用下，基质蛋白分解使内皮细胞有空间移行、增生。正常情况下，它们由一系列蛋白酶抑制物的对抗保持平衡，而在血管瘤组织中两者失衡。

从临床观察中得知血管瘤生长与雌激素水平有关，患者血管瘤组织中雌二醇受体含量、特异性雌二醇-17β受体的结合活性以及血清中的雌二醇水平均明显增高，以草莓状血管瘤最为明显，其他类型血管瘤组织中的相应指标正常。妊娠期的血管瘤在分娩后会自行缩小，子宫、卵巢切除后皮肤血管瘤明显改善。实验证明，雌激素可使实验动物的血管床明显充血。体内高水平的雌激素可能通过相应受体刺激内皮细胞增生和血管充血从而影响血管瘤的生长，也有学者发现内源性的雌二醇代谢产物能抑制血管形成和肿瘤生长。所以，雌激素的真正作用需进一步研究。

增生期的瘤组织呈小叶状，小叶轮廓清晰，小叶内血管密集，内皮细胞增生活跃，内皮细胞多在两层以上，或充满管腔，或呈实性条索状、片块状，血管腔多消失，小叶间被结缔组织分隔。

消退期的瘤组织在上述病变基础上出现以下退行性改变：①血管内皮细胞分裂增殖活性减弱，细胞层次减少，多为两层或两层以下，管腔多明显；②内皮细胞和毛细血管萎缩，管腔闭合、消失；③小叶内脂肪组织增生浸润取代瘤组织；④随着内皮细胞和毛细血管的萎缩、消退，伴有纤维组织增生纤维化。消退期主要组织学特点是瘤组织消退和间质增生。消退形成有两种类型：一种类型是血管内皮细胞萎缩、管腔闭合、消失，纤维组织增生、纤维化；另一种类型是内皮细胞和毛细血管数量减少、脂肪组织增生、浸润。

第二节　婴幼儿血管瘤的自然消退

部分患儿的血管瘤可以自行消退，但哪些病变可能自然消退？哪些病变不可能自然消退？是积极治疗还是等待消退？这是一个值得探讨的问题。

有作者提出70%~85%的毛细血管瘤及5%~50%的海绵状血管瘤在患儿出生后的1~3年内可自行消退，但各专家的陈述及统计率不一。

一、判断血管瘤是否消退的依据

（1）临床观察：血管瘤的瘤体停止扩大，红色变淡，出现白色纹理，表面皱褶，瘤体逐渐缩小。

（2）组织病理学特征：自然消退的草莓状血管瘤血管内皮细胞多呈"胚胎型"，而难以自行消退的则呈"成熟型"。

（3）超声流量计：定期探测如果流量减少，血管内动静脉瘘的位置和数目有减少则有自行消退的可能。

（4）通过动脉造影术、温度记录法、体积描述法等实验方法估计。

（5）多数草莓样血管瘤可自行消退，海绵状或混合型血管瘤少数可自行消退，葡萄酒色斑、蔓状血管瘤则无上述现象。

（6）目前，对血管瘤发展趋势的判断还没有简单可行的方法，主要还是依据临床观察。

二、治疗时机

先天性良性肿瘤婴幼儿血管瘤有自然消退的现象，是等待自然消退还是积极治疗存在争论，一般认为草莓样血管瘤可能会自然消退，而其他类型的血管瘤自然消退的现象比较少见。所以，草莓样血管瘤可以等待自然消退，其他类型血管瘤应采取积极的治疗。

积极治疗指征有如下几方面：①血管瘤明显增大的；②血管瘤面积较大；③血管瘤处在增生期且有侵犯五官的危险；④除草莓样血管瘤外，其他类型的血管瘤。

三、等待自行消退的指征

（1）血管瘤已经停止增生扩大。

（2）草莓样血管瘤已经停止扩大，不易侵犯眼、鼻、耳、口唇等。

（3）血管瘤面积小于1cm，发展缓慢。

第五章

非手术治疗方法

第一节　类固醇激素治疗

一、国内外应用该法简介

国内外糖皮质激素治疗血管瘤已有30多年的历史。研究结果显示，大约84%的血管瘤对激素治疗有反应，能收到较好效果。自Zarem和Edgerton第一次使用皮质类固醇激素治疗快速增长的血管瘤以来，激素已成为目前得到公认的治疗血管瘤的首选药物。

血管瘤的皮质类固醇疗法源于1955年，由开始治疗Kassabach-Merritt综合征（婴幼儿皮肤及脾巨大血管瘤合并血小板性紫癜及无纤维蛋白原血征）而兴起。当时采用激素的目的在于纠正血小板减少症，发现其具有血管瘤的缓解和消退作用。其后Zarem和Edgerton首次应用强的松治疗婴幼儿血管瘤7例，获得前所未见的临床效果。此后，Fost（1968年）等用强的松治疗6例，Hiles（1971年）及Overcash（1973年）各治疗3例，Brown（1972年）等治疗9例以及其他个案治疗等，皆充分证实了强的松的疗效。

二、作用机制探讨

血管瘤起源于残余的胚胎或血管细胞，它属于间充质，是一种分化程度很高的细胞，激素可以抑制间充质细胞自休止期转入增殖期。

皮质类固醇的缩血管作用使小儿血管瘤内血管收缩，血供减少，血栓形成，进而使血管闭塞、血管瘤停止生长并消退。

临床现象提示血管瘤患儿血清雌二醇水平显著高于正常婴儿。实验研究表明雌激素能扩张血管，现有资料证实对激素敏感的血管瘤组织中存在增高的雌激素受体（estrogen receptor，ER）。据此可推测小儿某些类型血管瘤的生长可能存在雌激素依赖性，高水平雌激素与瘤细胞中的ER结合，促进血管瘤内皮细胞分裂增殖，加之雌激素对微血管的扩张作用，从而表现出雌激素对血管瘤的生长有促进作用。糖皮质激素与雌激素均为类固醇激素，具有相同的甾烷分子结构，而糖皮质激素与雌激素的许多生物作用表现出拮抗性。如前文所述，小儿某些类型血管瘤的生长可能存在雌激素依赖性，给予外源性药理剂量糖皮质激素后，一方面抑制了肾上腺皮质分泌雌激素，血清雌二醇水平下降；另一方面糖皮质激素可于细胞水平阻止雌激素与其特异性受体结合，结合后E-ER复合物向细胞核内转移，从而抑制了血管内皮细胞的增殖。糖皮质激素的缩血管作用可能对肿瘤缩小具有协同作用。

糖皮质激素的缩血管作用使小儿血管瘤内血管收缩，血供减少，血栓形成进而血管闭塞，使得血管瘤停止生长并消退。

糖皮质激素对糖皮质激素受体的影响：外源性糖皮质激素通过与糖皮质激素受体结合形成激素–受体复合物，复合物与靶基因中的激素反应元件相互作用，从而抑制VEGF分泌，阻碍血管内皮细胞的增殖，最终促进血管瘤的消退。

糖皮质激素可以诱导血管内皮细胞凋亡，抑制血管内皮细胞增殖。Hilles等认为应用皮质类固醇后，末梢血管对生理性的血管收缩物质更敏感，肿瘤血管收缩，肿瘤本身亦萎缩，实际上对末梢血管起到药物结扎的作用。

三、剂量与方法

赵平萍等报道，400余例患儿接受口服强的松治疗，冲击量按4mg/（kg·d）计算，但总量不超过50mg，隔日晨起一次服完，共服8周，以后每周减量1/2，一直减到每日总量5mg为止。一个疗程为10~11周，如需进行第二、第三疗程者，可以间隔4~6周。本组病例绝大部分为4个疗程，其中包括巩固疗程，时间总共一年半左右。如经两个疗程无效果，则应改用其他疗法。

Lasser等报道，强的松5~7.5mg/（kg·d），口服1~4周（常用量20~40mg/d，持续3~4周），停药1~4周后重复用药。这样长期反复用药治疗（2月~1.5年）。

Lasser等报道，隔日投药法，即隔日早上8时前一次顿服强的松20~40mg，连续服用6个月，休息3日为一疗程。少数患者经一疗程治疗肿瘤即完全消退；大多数患者需要2~3个疗程肿瘤才基本消退；个别患者需4个疗程才显效。

四、适应证

婴幼儿头面部、躯干或肢体等体表任何部位的血管瘤，若手术切除或其他治疗方法有一定危险性或会遗留明显畸形和功能障碍，都应采用皮质激素治疗。

口服糖皮质激素治疗血管瘤，适用于面积较大或具有侵袭性的血管瘤或危及生命及重要器官功能的血管瘤。对常见的小面积、局限性血管瘤常采用局部瘤内注射激素的方式进行。

Lasser等（1973年）提出血管瘤激素治疗的适应证：①要害处或重要器官受累；②病

变生长迅速并严重损毁容貌；③机械性阻塞腔孔，如眼睛、鼻孔、外耳道、耳腔等；④与血小板减少症有关或无关的出血；⑤具有心脏功能衰竭的危险性等。

五、治疗

广东医科大学附属医院接受一个疗程的病例有253例，有效者186例，个别病例血管瘤基本消退，皮肤松弛，有轻度色素沉着，但在此186例中，有10例在停药后有复发和增大现象。接受第二疗程的病例有233例，有效者190例。接受第三疗程的病例有185例，有效者155例。也有部分病例经第一疗程无明显效果，但经第二、第三疗程后出现显效。接受第四疗程的病例有108例，有效者85例。每个疗程递减的人数中部分由于无效，家属拒绝继续治疗，有的有效，但家属未遵医嘱自动终止治疗。对部分病例进行了5~10年追踪随访，未见有明显复发者。

有资料显示，GC仅在血管形成的起始阶段有较好作用；临床观察发现，GC仅对增生期血管瘤有较好疗效，而对消退期血管瘤则无治疗作用。

赵平萍等报道，参与评定者共411例，其中肿瘤全部消退、不留痕迹者151例（36.7%）；肿瘤全部消退，局部遗留毛细血管扩张者83例（20.1%）；肿瘤大部消退（70%以上）者73例（17.8%）；5例治愈后稳定，无肿瘤继续扩张或肿瘤颜色轻度褪色。

第二节　普萘洛尔治疗

一、国内外应用该法简介

普萘洛尔是血管瘤治疗历史上重大的发现之一，最早的报道发表于2008年6月，同时在波士顿的ISSVA大会上发布。Bordeaux儿童医院第一次报道了口服普萘洛尔治疗血管瘤的11例患者，这是一个极其偶然但意义重大的发现。至今，它已被英美等国家逐渐接受，并因其良好的效果、较少的不良反应和简便易行性，正逐渐成为治疗婴幼儿血管瘤的一线治疗药物。如今，普萘洛尔正在成为欧美国家和国内部分医疗中心治疗婴幼儿血管瘤，尤其是重症血管瘤的一线口服治疗药物。目前普萘洛尔尚属于非处方用药，且用药还存在一定争议，因此必须让患儿家属知情同意并签署正式文书。鉴于普萘洛尔在治疗婴幼儿血管瘤方面具有高效性，不良反应较轻，越来越多的学者正推荐其成为治疗婴幼儿血管瘤的首选药物。

国内2009年初开始应用普萘洛尔治疗严重婴幼儿血管瘤，并取得了良好的治疗效果。2011年1月广东医科大学附属医院整形外科血管瘤课题组申请了口服大剂量普萘洛尔治疗严重婴儿血管瘤的治疗项目，经医院伦理委员会同意和医务处备案后，于2011年4月开展此项目，结果显示大剂量口服普萘洛尔治疗严重的婴幼儿血管瘤显效快，疗效明显，患儿耐受性好，不良反应少，可显著缩短血管瘤的病程，可能成为治疗严重婴幼儿血管瘤的首选方法。

二、作用机制探讨

不少学者认为普萘洛尔可以通过调控基因来抑制内皮细胞血管的生成，进而提出普萘洛尔可以通过促进内皮细胞的凋亡来抑制病灶生长；也有观点认为普萘洛尔通过肾素–血管紧张素–醛固酮系统起作用。

有研究结果显示，普萘洛尔可能是通过促进血管收缩、抑制血管新生、促进细胞凋亡或者多种因素共同作用的结果。普萘洛尔是一种β-肾上腺素受体阻断剂，β受体通过激活腺苷酸环化酶发挥作用，普萘洛尔通过阻断该信号途径产生药理效应。

普萘洛尔治疗IH的具体机制目前尚不清楚。Leaute Labreze等提出，其中的机制可能包括血管的收缩、血管瘤增殖因子、碱性成纤维细胞生长因子（basic fibrobast grouth factor, bFGF）和血管内皮生长因子（vascular endothelial growth factor，VEGF）表达的下调以及诱导血管内皮细胞的凋亡。有研究提出，普萘洛尔可能通过诱导毛细血管内皮细胞的凋亡而引发RAF促使蛋白激酶信号传导途径下调；通过影响血管收缩，使VEGF和bFGF等血管生成因子表达下调及毛细血管内皮细胞的凋亡上调而促进血管瘤的消退。Itinteang等提出肾素–血管紧张素系统（renin–angiotensin system，RAS）可能在婴幼儿血管瘤的发生发展中起重要作用。β–肾上腺素受体阻滞剂普萘洛尔一方面通过降低肾素活性影响血管紧张素的转化，进而减弱血管紧张素对间充质干细胞及内皮祖细胞的作用；另一方面，使得间充质干细胞分泌的VEGF表达下调，通过影响内皮祖细胞向内皮细胞的转化而间接影响血管增生。内皮祖细胞和间充质干细胞在血管生成中有重要的生物学作用，由此推断β–肾上腺受体阻断剂可能通过抑制血管新生及下调CD34b/CD133b/VEGF–2b内皮前体细胞活性途径、抑制血管紧张素活性等潜在作用控制婴幼儿血管瘤的增殖。Takahata等提出β–肾上腺素受体阻滞剂可影响血管内皮干细胞分化，而后者在IH的发生中起着重要的作用。

大量临床实践证实普萘洛尔治疗血管瘤起效快、疗效确切、个体差异小、不良反应少。但其治疗机制尚不十分明确，推测其可能为多因素作用的结果，对血管瘤早期、中期和长期的作用可能有3个不同机制：在应用早期，通过降低一氧化氮释放使血管收缩；中期疗效机制可能与阻断血管形成的相关信号通路有关；长期疗效机制是通过诱导血管内皮细胞凋亡，促进肿瘤消退。具体可概括为：①对局部血管的收缩作用；②抑制血管生成因子（VEGF和bFGF）的表达；③加速血管内皮细胞凋亡；④抑制内皮细胞血管生成及基质金属蛋白酶-9（matrix metalloprotein，MMP-9）的分泌；⑤作用G蛋白信号等通路。

普萘洛尔治疗婴幼儿血管瘤的研究进展：①抑制一氧化氮合成与释放，从而导致瘤体血管收缩，此在临床上表现为用药后短时间内瘤体颜色变浅，触诊质地变软。②下调VEGF与bFGF的表达而抑制血管生成，并表现为用药中期IH的生长阻滞。③介导并加速毛细血管内皮细胞凋亡从而导致用药后期瘤体消退。另外，普萘洛尔抑制（MMP-9）以及人脑微血管内皮细胞的表达也可能潜在地抑制了IH的血管生成。

三、剂量及方法

Siegfried和Keenan及Lawley和Siegfried提出了国际上目前较为认可的"阶梯治疗方案"，即初次使用普萘洛尔治疗的患儿，入院48小时监测血压、心率、血糖等，使用前完善心电图、心电彩超等必要检查、排除心脏病变、气道高敏感疾病和其他肺部疾病。初始剂量为每8小时0.16mg/kg，逐渐将药量加到最大剂量每8小时0.67mg/kg。没有条件入院监测的门诊患儿，初始剂量相同，服药1小时后检查生命体征和血糖水平，如无异常，每3小时加量1倍，直至0.67mg/kg。在我国报道的剂量为1~1.5mg/（kg·d）或2mg/（kg·d）。Lawley和Siegfried曾报道普萘洛尔适用于儿童的最大剂量为每天5mg/kg，曾有文献报道一个患儿由于服药错误，每天服用4mg/kg的普萘洛尔共2周。上述病例均未见明显不良反应，这也在一定程度上证实了普萘洛尔对于儿童的安全性和可靠性。詹明坤、金云波等在临床常用的剂量是2mg/（kg·d），早晚各1次，首次服药1mg/（kg·d），在3d内逐渐加量至常规使用剂量，维持时间一般到患儿1岁以后或者病灶完全缓解。

治疗前详细询问病史，进行详细的体格检查和病灶的专科检查，并做心电图、血常规、肝功能、心肌酶、肌钙蛋白及空腹血糖检查。排除口服普萘洛尔禁忌证如哮喘、过敏性鼻炎、气管支气管炎、肺炎、心动过缓、心律不稳、重度房室传导阻滞、心源性休克、低血压及心力衰竭等。

詹明坤等报道，服药方法：56例患儿均住院观察治疗，开始治疗时剂量逐渐增加，第1天口服剂量为每天1mg/kg，第2天每天1.5mg/kg，第3天为每天2mg/kg，每天按12小时1次，分2次于喂奶后半小时服用，每次服药后1小时监测心率和血糖并记录，以观察动态变化和患儿反应；治疗持续3d，患儿无异常症状和体征则出院，在家继续每天2mg/kg，12小时1次分服。出院后每周复测心率，每个月复诊，观察并记录血管瘤大小、质地、颜色的变化、心率，复查肝肾功能、心肌酶，并根据体重变化调整剂量，处理不良反应。6个月为1个疗程，停药观察1个月，据病情决定是否需行第2疗程。治疗即将结束时剂量逐渐减少，第1天口服剂量为每天1.5mg/kg，第2天口服剂量为每天1mg/kg，均按12小时1次分服，然后停药。

国外学者多采用Siegfried等推荐的"阶梯式"给药方案，初始剂量为每8小时给药0.16mg/kg，患儿耐受后逐步增至每8小时给药0.67mg/kg，最大剂量为每天2mg/kg。Schiestl等报道，应用剂量为每天2mg/kg，效果较好，平均治疗时间为10.4个月，停药标准为患儿年龄12个月或病变停止生长并消退。Holmes等报道，应用剂量为每天3mg/kg治疗31例患儿，平均治疗时间为12.5周，疗效明显且患儿同样耐受较好。国内方面，鉴于华裔人群对β-受体阻断药的敏感性较高，国内患儿的应用剂量相对较小。秦中平等应用剂量为每天1.0~1.5mg/kg，具体用法为2.5个月的患儿采用每天1mg/kg；年龄>2.5个月的患儿每天1.5mg/kg，连续服用3~5个月，停药指征为病变停止生长、退缩并稳定或服药满5个月。吕云霄等用药剂量同样为每天1.0~1.5mg/kg，停药标准为用药后血管瘤停止生长、稳定并完全消退或服药满9个月。汤建萍等采用每天1.5~2.0mg/kg治疗225例IH患儿，用药超过1个月的患儿有效率达91.08%，不良反应发生率仅2.08%，提示国内患儿对较大剂量的普萘洛尔耐受性同样较好。

用药剂量上，部分学者的经验用量为每天2~3mg/kg，分2~3次口服，用药持续时间至瘤体完全消退或患儿1岁左右。Tan等认为，初次小剂量（每天0.25mg/kg，分2次给药）给药，以后逐渐加量至每日1.5~2.0mg/kg分2次给药，并发症大大降低。广东医科大学附属医院临床用药方案为：初次剂量为每日0.5mg/kg，分3次给药，1周内逐渐加量至每日2mg/kg，分3次给药，亦很少出现并发症。此外，通过临床观察发现，出现低血压、心率下降并发症的时间常发生在用药最初的1~4d内或最大剂量超过每日2mg/kg，且年龄越小越易发生。

Siegfried等提出"阶梯"用药方案，在起始48小时内，进行基线超声心动图、血压、心率、血糖和各项重要指标监测。

强的松3次/天，初始剂量为0.16mg/（kg·d）。若无异常，每2周增加1倍剂量，最大剂量为2mg/（kg·d）。Bayliss等采用梯度剂母法治疗80多例血管瘤患者，安全性好。与Siegfried方案不同的是，后者并未对所有患者进行基线超声心动图、血糖、心电图监控，并认为不是所有的血管瘤患儿在初次使用普萘洛尔时均需要住院，采用的方案为起始剂量0.5mg/（kg·d），1周后增加到1mg/（kg·d），第3周增加到2mg/（kg·d）。对于3~9个月婴儿，起始剂量为2mg/（kg·d），2次/天。如果最佳剂量超过3mg/（kg·d），4周后应逐渐减少剂量。另有学者认者为1.5mg/kg，1次/天顿服，安全有效且用药方便。Holmes等使用剂量为3mg/（kg·d），3次/天，97%病例的血管瘤增殖快速停止，87%患者血管瘤明显消退。体外研究显示普萘洛尔降低肿瘤茎细胞和胎盘内皮细胞增生的药效具有剂量依赖性，提示较好的临床疗效可能与剂量有关。临床上一般给药剂量为1~3mg/（kg·d），分2~3次服用。从药理学上讲，普萘洛尔最佳给药间隔为6小时，为提高顺应性，一般每8~12小时给药1次。另外停药时剂量在2周内需逐渐减少，而不应突然停药。

四、适应证

普萘洛尔治疗婴幼儿血管瘤的适应证总结如下：①由于血管瘤压迫或占位有症状体征者，包括就诊时尚未有明显表现，但可预测是处于早期增生阶段的病灶，日后可能影响患儿功能及容貌者。②重要部位或脏器累及者，如声门下或气管血管瘤伴气喘、呼吸困难者；眼周血管瘤合并斜视、近视、弱视、眼球突出等；腮腺区巨大血管瘤预计消退后可遗留腮腺区脂肪纤维组织者（整形手术可能损伤面神经）；鼻部、唇部、关节、会阴部的血管瘤等。③全身多发性血管瘤。④巨大节段性血管瘤。⑤PHACE综合征。

口服普萘洛尔治疗婴幼儿血管瘤的指征：①增生迅速，1~2周内面积或体积增大超过原瘤体2倍。②明显外观畸形或将来可能遗留外观畸形。③明显功能障碍或将来可能遗留功能障碍。在应用初期，普禁洛尔多用于其他方法无效或者生长部位特殊、较为严重的血管瘤的治疗。随后，国内研究证明普萘洛尔适用于各部位不同类型，尤其是处于增殖期的血管瘤，对存在气道、肝脏以及伴有溃疡的血管瘤，建议优先选用普萘洛尔。

口服普萘洛尔可有效治疗多种血管瘤，包括皮肤、眼窝、气道、会阴、肝脏血管瘤，还有血管瘤溃疡，并能改善其他功能障碍或减轻面容损毁等情况。

五、疗效

总的来讲，普萘洛尔对婴幼儿血管瘤的疗效还是十分理想，金云波等报道的一部分严重影响外观的病例，治疗后容貌基本恢复了正常；一些严重的声门下血管瘤，引起气道阻塞，导致气喘、呼吸困难，甚至需要气管插管或切开的病例，也可在短期内达到病灶缩小、症状缓解；还有一些眼周的血管瘤，可能导致眼球发育障碍，也通过普萘洛尔的治疗恢复了正常。总而言之，结合欧美国家的报道和国内经验，普萘洛尔治疗婴幼儿血管瘤的预后较好，满意度高，不良反应少。应用普萘洛尔治疗后所有患儿都在用药后的第2~4天观察到红色血管瘤由鲜红色变为暗红色，血管瘤充盈度减小，表面出现皱缩，瘤体皮温下降。血管瘤越严重上述的变化越明显。所有患儿在住院服药期间均未出现低血糖及心率明显下降。赵患芳等报道，将78例血管瘤患儿纳入研究对象，口服普萘洛尔治疗，结果显示78例患儿服药后1周内均有效，其中88.5%（69/78）的患儿表现为促进肿物消退，服药1个月表现为肿物消退的患儿达98.7%（77/78）。普萘洛尔治疗与传统激素治疗相比，更加有效。

赵患芳等报道，2009年9月–2010年10月，临床治疗12例眶周部增生期婴幼儿血管瘤患儿，女性9例，男性3例，年龄15~85个月，平均33个月，采用口服普萘洛尔治疗。服药剂量每日2mg/kg，分3次给药，治疗时间为4~41周（平均16周），12例患儿中，9例服药后瘤体明显消退，2例瘤体生长明显受抑制，1例服药后，因药物不良反应而终止治疗。服药期间，除少数患儿出现轻度的心率、血压暂时性降低及胃液反流外，未出现其他较为严重的并发症。

不良反应

普萘洛尔为非选择性β–肾上腺素受体阻滞剂，以往用于治疗心律失常和高血压病，主要的不良反应包括心动过缓、低血压、低血糖、皮疹、胃肠道不适、疲乏、支气管痉挛，新生儿还可引起呼吸抑制。此外，本药还可引起雷诺综合征样四肢冰凉、指趾麻木等。

第三节　经皮给药治疗婴幼儿血管瘤

一、概况

婴幼儿血管瘤是常见瘤，其发病率为3%或者更高，有逐渐增高趋势。治疗婴幼儿血管瘤方法有多种。常见包括两大类：即手术与非手术治疗。而非手术方法包括口服普萘洛尔、糖皮质激素、硬化剂注射、冷冻、激光、高频电灼、放射治疗、中药治疗等。口服普萘洛尔治疗取得显效，但存在一定的全身不良反应，包括心动过缓、低血压、支气管痉挛、低血糖、失眠、食欲降低、手足发麻等。口服普萘洛尔后肝脏首过效应强，生物利用度低，个体差异大，容易与其他药物发生相互作用，且药物半衰期短，血药浓度波动大，需要重复给药。自使用0.5%马来酸噻吗洛尔眼药水治疗婴幼儿血管瘤取得可喜疗效以后，它有多种β-肾上腺素受体阻滞剂用于血管瘤的治疗，剂型有溶液、膏剂、乳膏、凝胶、油剂、霜剂及纳米制剂等。

二、皮肤结构及生化

表皮：表皮是体表的薄层，厚度约0.075~0.15mm，手掌和足底较厚，可达0.6mm，表皮实际包含两类细胞，即角化细胞和非角化细胞。前者系角化上皮细胞，后者是指树枝状细胞，包括黑素细胞、朗格汉斯细胞、麦克尔细胞。药物透皮主要与角化细胞的角化过程有关，角质层系由颗粒层转变而来，其细胞已死亡，称角层细胞，无细胞核及其他细胞结构。角质层由15~20层扁平的角细胞组成。角质层是由角质层细胞和细胞间脂质组成。前者似砖墙结构中的砖块，后者则似填充于砖块间并粘着砖块的水泥灰浆。这是有关角质层结构的新概念。角质层细胞扁平，呈六角形，彼此交错排列，堆叠成垂直柱状。而细胞间质实际上是形成高度有序排列的脂质双分子层、类脂分子疏水部分由脂肪酸、胆甾醇、神经酰胺及神经酰胺糖原等疏水性基团组成。角质层这种特殊的砖墙结构决定了角质层是药物透皮吸收的主要屏障且其中脂质起着主要作用。

真皮：主要由结缔组织构成，真皮乳头层有浅层血管网及淋巴管网及神经末梢，可使药物渗透到真皮后很快被吸收。

皮下组织：是脂肪组织，含有多种脂肪酸，皮下脂肪组织可以作为脂溶性药物贮存库。皮肤是大多数药物难以渗透的一道屏障，许多药物透皮给药后，渗透速率达不到治疗要求，寻求促进渗透皮肤的方法是开发透皮给药系统的关键。包括物理促进法和化学促渗法。物理法有离子导入法、电致孔法和超声波法。化学渗透法促进剂种类繁多，可选择应用。

目前作者应用的凝胶、膏剂、乳剂等剂型，均加入渗透促进剂，促进药物吸收，增强疗效。

三、洛尔类外用治疗婴幼儿血管瘤适应证与禁忌证

1. 适应证

全身各处（口腔黏膜、结膜除外），各期婴幼儿血管瘤，尤其是浅表型，混合血管瘤的表浅部分。

2. 禁忌证

严重心脏病、心源性休克、窦性心动过缓、低血压、Ⅱ~Ⅲ度房室传导阻滞、心力衰竭者、支气管哮喘、气道过敏性疾病、通气困难或其他肺部疾病者、对β-肾上腺素受体阻滞剂过敏者。

四、治疗前检查

1. 询问病史：是否早产，出生时体重，母亲孕期用药史（特别是黄体酮）；有无心血管系统疾病，呼吸系统疾病家族史；有无窒息史和出生后重症急救史。

2. 体查：营养情况，呼吸状况，血管瘤专科检查。

3. 辅助检查：常规心脏彩超检查，具体有下列情况之一者，辅助进行心电图检查。①心率过低，新生儿（<1个月）少于120次/分钟，婴儿（1~12个月）少于100次/分钟，1~3岁少于90次/分钟；②患儿有家族史，先天性心脏病或心律失常（如传导阻滞，长Q-T间期，猝死）或者母亲有结缔组织病；③患儿具有心律失常或听诊出现心律失常。

通过治疗前检查，排除心律失常、重度传导阻滞、先天性心脏病、支气管炎、肺炎、哮喘等。其他检查，如血常规、凝血四项等，胸部正侧位片、甲状腺素水平、血糖、心肌酶水平、肝功能、肾功能均不作为常规。

五、用药方法

市售0.5%马来酸噻吗洛尔滴眼液，每天3次，间隔6~8小时一次（早、中、晚各一

次）。将药液滴在脱脂棉或1~2层纱布上使之均匀润湿，敷于瘤体表面。保持湿润状态5~15min（根据瘤体厚度和治疗反应而定）。尽量避免药液到眼内、阴道内。其他自制剂型，按医嘱。

门诊监测：门诊用药者，嘱家属或监护人在每次用药时观察患儿面色、呼吸、心跳变化。若心跳低于上述心率下限，需及时停药，若发现异常情况，及时去医院就诊。

治疗反应：0.5%马来酸噻吗洛尔外用3天至3周起效，对皮肤浅层血管瘤效果好。如瘤体张力降低、颜色变浅、瘤体缩小。

停药指征：血管瘤基本消退或完全消退。

停药方法：采用逐渐减量或减少使用频率方法逐渐停药。治疗无效的病例，需加用或改用其他法。

其他β受体阻滞剂的使用原则基本同上。

第四节　硬化剂注射治疗

一、作用机制

于血管瘤体内注入硬化剂，使血管内壁发生无菌性炎症、蛋白质凝固、血栓形成，继而纤维组织增生，局部纤维化，使血管瘤腔隙闭合，抑制血管内皮细胞增生。

二、适应证

适用于毛细血管瘤（草莓状血管瘤）、混合型血管瘤、海绵状血管瘤的治疗。

三、硬化剂注射的种类

平阳霉素、50%葡萄糖+醋酸泼尼松龙注射液、鱼肝油酸钠、乙醇、尿素、消痔灵。目前最常用的、效果好、副作用少的为平阳霉素、50%葡萄糖+醋酸泼尼松龙注射液。20世纪60年代广州儿童医院开始应用平阳霉素，广东医科大学附属医院在20世纪80年代开始应用平阳霉素，均疗效显著。

（一）平阳霉素的作用

平阳霉素能干扰其细胞代谢功能，抑制新血管及组织细胞增殖，破坏血管内皮细胞，促进细胞坏死。平阳霉素适用于年龄3个月以上的患儿，根据瘤体的大小来决定注射量的多少，一般每次的注射量不得超过7mg。

1. 平阳霉素注射液的配制方法

取平阳霉素8mg+2%利多卡因2mL+醋酸泼尼松龙0.4mL+0.9%氯化钠注射液稀释至5~6mL混合成溶液，取平阳霉素稀释液2mL注射。用药量的多少和稀释浓度与病变的部位、体积大小、病变类型、患者的年龄和体重有关（每次0.3mg/kg）。

2. 注射方法

抽取配制好的平阳霉素混合液2mL直接注射到血瘤体内或注射到血液供应来源通路的周围，有时可以两者合并应用，面积较大的血管瘤可以采取多点注射或放射点注射，使药物均匀分布于瘤体内，以提高注射效果。注射时以血管瘤瘤体饱满或表面苍白为佳。注射时必须确定药物在血管瘤瘤体内，避免注入瘤体外正常组织。海绵状血管瘤应穿刺瘤体抽回血后再注入药物，面积较大或多发者可采取分点多次注射治疗。注射完毕局部用无菌纱布压迫注射点3~5分钟止血。（平阳霉素加入2%利多卡因可起到局部麻醉作用，加入醋酸泼尼松龙一方面可预防因注射平阳霉素引起的发热，另一方面醋酸泼尼松龙也可以治疗血管瘤）。每次注射量一般不超过7mg。

3. 注射时间

一次注射未愈者，间隔时间15天或一个月可再次注射，直至血管瘤完全消失。

（二）50%葡萄糖+醋酸泼尼松龙的作用

能引起局部组织无菌性坏死、纤维化。适用于面积较大的海绵状血管瘤、混合型血管瘤、3个月以下的患儿、草莓状血管瘤，以及由于面积大而不能均匀注射平阳霉素的患者。

1. 葡萄糖+醋酸泼尼松龙的配制方法

取醋酸泼尼松龙1mL+50%葡萄糖4mL混合溶液。

2. 注射方法

将配好的药液注入血管瘤瘤体内或最突出的部位，回抽有回血便慢慢注入。因为海绵状血管瘤需要多次注射，所以必须选用较小的针头来注射（4号半头皮针），这样针孔小、损伤小、疼痛轻、入针后易于固定。混合型血管瘤、草莓状血管瘤可选用7号针头均匀缓慢将药液注入至瘤体饱满或瘤体表面发白即可。

3. 注射时间

一次注射未愈者间隔15天或一个月后再次注射，直至血管瘤完全消失。

（三）5%明矾的作用

5%明矾具有强大的收敛作用，可使瘤体内血液凝固，血栓形成，瘤体闭锁，进而使之纤维化、萎缩而消退。

1.5%明矾的配制方法

5%明矾注射液加等量生理盐水稀释。

2. 注射方法

根据瘤体大小选用 4 号半或 7 号针头刺入瘤体内抽吸，见回血后注射与瘤体半径（cm）数值等量的明矾注射液（mL），以血管瘤表面皮肤或黏膜由青紫稍变白，且肿胀为准，术后加压10分钟。

3. 注射时间

间隔一周左右再次行瘤腔内注射，共3~4次。3~6个月复查，如有残余瘤体可再次用药。

4. 治疗效果

（1）治愈：瘤体消失，外观组织形态、色泽及功能正常或基本正常，随访无复发。（2）好转：瘤体明显缩小，但不能完全消失，需继续治疗或需手术者。（3）无效：注射数次，瘤体无明显缩小或继续增大。

（四）20%~30%高渗盐水注射液

1. 20%~30%高渗盐水的作用

因患儿年龄、血管瘤类型及其深浅不同，应用高渗盐水浓度亦异。

2. 注射方法

根据瘤体大小选用4号半或7号针头由皮肤健康处刺入瘤体内，抽吸见回血，均匀注射在瘤组织或血管腔内，直至肿瘤表面稍苍白即停止注射。每次量为0.5~1.5mL，最多不超过2mL。注射时不宜过浅，注射时若疼痛可用少量麻药，每次注射应间隔4~7天为宜。

3. 治疗效果

（1）治愈：血管瘤局部硬化、瘤体消失。（2）瘤体缩小，但不能完全消失，需要手术者。（3）无效：注射数次，瘤体无明显缩小或继续增大。

四、硬化剂注射疗效分析

应用注射疗法治疗血管瘤，躯干、四肢血管瘤的效果比血液丰富的头面颈部位置血管瘤的效果好。

1. 单纯海绵状血管瘤　特别是躯干、四肢部位的血管瘤一般一次注射后瘤体颜色就有所变白，两次注射后瘤体开始变小，3~4次注射后瘤体明显缩小甚至消退。头面颈部海绵状血管瘤由于血液循环丰富，一般2次注射后瘤体颜色才开始变白，3~4次注射后瘤体开始缩小，5~6次注射后瘤体缩小明显，小的海绵状血管瘤甚至消退。广东医科大学附属医院2007年—2011年间采用硬化剂注射治疗单纯海绵状血管瘤400例，治疗效果满意。

2. 混合型血管瘤　1~2次注射治疗后瘤体开始皱褶，颜色变淡，4~5次注射后躯干、四肢瘤体变平甚至消退。广东医科大学附属医院2007年—2011年间采用硬化剂注射治疗混合型血管瘤600例，效果显著。

3. 草莓状血管瘤等面积大而厚的瘤体　一次均匀注射治疗后瘤体皱褶明显，一般3~4次注射后瘤体变得扁平，停止注射治疗，然后进行激光治疗，直到血管瘤治愈。广东医科大学附属医院2007年—2011年间采用硬化剂注射治疗草莓状血管瘤600例，效果显著。

五、硬化剂注射的注意事项

1. 注射前应了解患儿有无发热、咳嗽、流涕、腹泻以及是否在各种免疫注射期，嘱其家长不宜喂乳，以避免患儿哭闹时回乳引起窒息。

2. 注射时注意摆放好适宜的注射体位，对于年长的患儿给予鼓励，争取患儿的主动配合，固定好年幼不合作患儿的体位，防止因患儿躁动而将药液注入瘤体外的正常组织。保持患儿呼吸道通畅，注射中注意观察患儿的面色、哭声及呼吸的变化，如出现咳嗽、咳痰、屏气及呼吸困难应立即停止注射，给予对症处理。注射完毕后用无菌纱布按压5分钟直至止血。

3. 注射时血管瘤瘤体变白、稍硬即可，过量注射会造成严重局部组织无菌性炎性细胞浸润过多，导致瘤体皮肤破溃，甚至表皮坏死。

4. 注射后注意观察注射部位的渗血和出血情况，嘱咐患者或家属24小时内注射部位不宜沾水，保持瘤体表面清洁，注射后4~5天血管瘤表面逐渐形成黄色痂皮，患儿常感不适，千万不能使患儿搔抓，避免瘤体表面破损，防止感染，等待黄色痂皮自然脱落。

5. 硬化剂注射治疗血管瘤时，血管瘤是从中间开始变白，然后逐渐从内向外慢慢愈合。因为血管瘤周围的正常皮肤血液循环良好，所以注射时要多点注射，尽量使药液浸润到血管瘤边缘，但不能波及正常皮肤，以免引起正常皮肤坏死。

六、并发症

1. 皮肤坏死：是常见的并发症，是因硬化剂注射过量、过浅、过深或渗入皮下组织所致。注射平阳霉素此并发症少见。

2. 平阳霉素注射后的不良反应：主要有发热，胃肠道反应（恶心、呕吐、食欲不振等）、皮肤反应（色素沉着、角化增厚、皮炎、皮疹等）、脱发、肢体麻痛和口腔炎等。因此注射后应观察体温的变化，体温不超过38℃者无须处理，嘱患儿多饮水，高热者予以物理降温或按医嘱药物降温。一般1~2天后患儿体温自动恢复正常。观察患儿注射治疗后有无胃肠道症状，给予患儿清淡易消化的饮食。

3. 过敏反应：当患儿应用OK-432、鱼肝油酸钠、博来霉素、平阳霉素及脂肪为基质的溶液时，有时可出现轻微的皮疹、荨麻疹，偶尔可发生过敏反应，应引起高度重视。

4. 神经麻痹：硬化剂注射到血管或在运动神经、感觉神经周围注射，可能导致神经麻痹。近年来广东医科大学附属医院未发现此类并发症。

5. 脑中毒：无水乙醇不会引起过敏反应，但必须限制注射剂量，以免脑中毒，成人每次用量不应超过6mL，儿童相应减少剂量并慎用。

6. 间质性肺炎和肺纤维化：博来霉素或平阳霉素可引起毛细血管内皮细胞损伤，但这种并发症与药物用量有密切关系。

第五节　聚桂醇泡沫化硬化治疗

近年来，聚桂醇被广泛应用于血管瘤和脉管畸形的治疗，泡沫化硬化治疗技术的发展推动了其临床应用，其治疗有效性和安全性已被大量研究所证实。聚桂醇的化学名称为聚氧乙烯月桂醇醚，分子式为$C_{12}H_{25}(OCH_2CH_2)_nOH$（n=9），与德国产聚多卡醇（polidocanol，POL）注射液（安束喜，aethoxysklerol）是同一种化合物。

20世纪90年代以后，泡沫化制备技术日益成熟。泡沫化硬化治疗技术（foam

sclerotherapy）显著提高了硬化剂的治疗效果。液体硬化剂与气体混合后形成的泡沫，增加了硬化剂与血管壁接触的表面积，可以更有效地发挥对血管内皮细胞的损伤作用。硬化剂泡沫化后，使用总剂量明显减少，有利于降低其对机体潜在的损害。对于部分低流速脉管畸形，泡沫化硬化剂能够置换畸形管腔内的血液或淋巴液，维持硬化剂的初始浓度，最大限度地发挥硬化治疗作用。

一、适应证

1. 增殖期婴幼儿血管瘤、不消退型先天性血管瘤以及血管瘤消退或治疗后遗留的毛细血管扩张；

2. 口腔黏膜微静脉畸形，激光治疗疗效不佳的增生型微静脉畸形；

3. 淋巴管畸形；

4. 静脉畸形；

5. 经动、静脉途径实施有效栓塞硬化后，血液流速显著降低的动静脉畸形；

6. 化脓性肉芽肿。

二、禁忌证

1. 对聚桂醇过敏者；

2. 脉管畸形急性炎症期；

3. 伴有感染、坏死的婴幼儿血管瘤；

4. 流速快、回流静脉粗大的高回流静脉畸形；

5. 未经控制的高流速动静脉畸形；

6. 急性严重心脏病未经有效治疗者、心脏卵圆孔未闭者；

7. 急性肺部疾病（如支气管哮喘），伴有呼吸困难者。

三、治疗前检查及准备

1. 询问病史：发病及经治情况，药物过敏史，心血管系统、呼吸系统病史等；

2. 体格检查：大体检查及脉管疾病专科检查等；

3. 实验室及辅助检查：血常规、凝血、肝肾功能检查，心电图、胸片等常规检查；

4. 病变影像学评估：根据具体病情选择B超、CT/CTA、MRI/MRA、DSA、瘤腔造影等检查，明确病变范围、供血及回流情况等；

5. 签署知情同意书。

四、治疗操作

制剂硬化治疗可选择应用原液或泡沫化制剂。

泡沫化制剂制备方法：准备10mL注射器，三通阀、无菌纱布、头皮针等，硬化剂为1%聚桂醇。应用2副10mL注射器，按1∶4～1∶3比例分别抽取原液、空气或CO_2气体，通过三通阀快速推注10～15次，制备成气、液混合充分的泡沫。泡沫制备、注射过程中需观察泡沫的稳定性，如果出现泡沫不均匀、不稳定或快速液化现象，可调整液、气比例或推注次数，也可加入少量（0.5mL）玻璃酸钠注射液，以提高泡沫的稳定性和维持时间。

1. 血管瘤的辅助治疗

血管瘤治疗以口服、外敷药物为主，聚桂醇硬化治疗仅作为辅助疗法。硬化剂通过破坏增生的血管内皮细胞以及瘤体内的滋养或供血动脉发挥作用。操作方法：消毒皮肤后，取头皮针从血管瘤周边的正常皮肤向瘤体基底部单点或多点穿刺，如果瘤体内抽到回血，每个穿刺点推注原液0.5～1mL，总量不超过3mL；如果瘤体内未抽到回血，行瘤体内多点注射，每个穿刺点推注原液不超过0.2mL。也可应用泡沫化制剂，总用量<5mL。可重复注射，治疗间隔时间4周。对增殖速度快、范围广、血管丰富，严重影响患者面容和功能的血管瘤，可选择导管法腔内治疗+经皮联合治疗技术，闭塞血管瘤的滋养+供血动脉，促使其向消退期转化。

2. 微静脉畸形的硬化治疗

原液或泡沫在微静脉畸形的微血管内有一定的流动性，对畸形微血管具有破坏作用，可用于口腔黏膜微静脉畸形的治疗。对于激光治疗疗效不佳的皮肤增生型微静脉畸形，也可尝试应用该方法。治疗时需控制剂量，以避免组织坏死、瘢痕形成。

操作方法：头皮针从正常组织内穿刺进入病变区，注射泡沫。先少量推注，硬化剂在病变微血管内流动后继续推注，单次注射剂量2～8mL。也可应用原液，其具体用量视病变大小而定。治疗间隔时间3～4周。

3. 静脉畸形的硬化治疗

脉畸形大部分病变可经皮或经黏膜穿刺直接注射，范围广泛、位置深在的病变可在B超引导或荧光透视数字减影等影像设备辅助下治疗。

操作方法：治疗区消毒后，用头皮针穿刺。同一囊腔可选择2个穿刺点，抽到回血后，一个穿刺针注射泡沫化制剂，另一个穿刺针尽量抽出腔内血液，以利于药液、血液置换及硬化剂弥散。依据囊腔大小，一般每点注射3～6mL硬化剂。可分多点注射，每次治疗泡沫总量<40mL具有更高的安全性。面部病变治疗后可采用弹力头套加压包扎48小时。间隔3～4周后给予二次治疗，直至病变消退。部分静脉畸形也可直接应用原液（1%）注射，单次注射剂量不超过10mL，具体用量视病变大小而定。对于范围较大（直径＞3cm）或回流速度较快的静脉畸形，可同时注射博莱霉素以提高疗效，缩短疗程。

4. 动静脉畸形的辅助治疗

聚桂醇硬化治疗不能作为动静脉畸形的主要治疗方法。动静脉畸形经动、静脉途径有效栓塞硬化，血液流速转变为低流速状态后，聚桂醇原液或泡沫可用于治疗残余的畸形血管腔或皮肤内增生的微血管。硬化剂注射方法和治疗间隔时间同静脉畸形。

五、不良反应的预防及处理

硬化治疗后早期可能会出现疼痛、水肿、炎症反应等，多数在患者可接受范围；严重者可给予镇痛剂、冰袋冷敷、抗生素等处理。轻度组织缺血性坏死、浅表溃疡大部分能够自然愈合。泡沫注射后色素沉着发生率高于原液，可通过减少硬化剂剂量及治疗次数降低其发生率，也可通过涂抹氢醌乳膏予以减轻。腮腺咬肌区注射偶尔会出现暂时性面瘫，一般能自行恢复，预防方法是注射时尽量避开面神经总干及主要分支区域。过敏反应有时会带来严重风险，发生后应立即做抗过敏、对症等处理，做好病历记录，避免后期再次使用。

硬化剂偶尔会进入到正常组织或组织间隙，引起广泛皮下瘀血、气肿；严重者静脉回流受阻、组织坏死，可能造成严重的颜面畸形和功能障碍。预防的关键是提高操作技术，耳郭、额颞部等末梢部位注射时一定要避开正常动脉走行，切勿将药液注射到正常动脉内或邻近部位，以免造成皮肤或耳郭缺血坏死。B超引导或荧光透视下注射有助于提高治疗的精准性。此外，还需选择适应证，根据病变的部位、范围、血流情况等控制好治疗剂量。肺栓塞、心肌梗死、异常气栓及中枢神经系统缺血等不良反应发生率很低，但是可能对机体带来严重危害。硬化剂注射前、注射过程中应充分评估病变的回流及血管交通情况，控制药物注射的剂量、速度。部分患者在治疗中或治疗后5～10 min出现不同程度呛咳，提示有空气回流到肺部，一般在给氧或安静休息15～30 min后消失。如果呛咳严重，患者有缺氧、口唇发绀等表现，应立即停止硬化剂注射，密切观察患者生命体征并做进一步检查、处理。对于有先天性心脏病家族史的患者，或需要大剂量硬化剂治疗的患者，需常规行超声心动图检查，了解有无卵圆孔未闭，预防脑血管气栓或异常气栓发生。对于高流速动静脉畸形，应严格选择适宜技术，避免出现严重并发症。

第六节　激光治疗

一、激光医学史

激光（light amp lification by stimulated emission of Radiation，laser），被誉为20世纪最伟大的发明之一。1917年爱因斯坦发表了光的受激发射理论，20世纪50年代初的量子放大器实现了通过受激发射放大微波的作用，美国物理学家希尔多·梅曼于1960年研制成功世界上第一台激光器——红宝石激光器。1961年我国长春光机所自行研制成功第一台国产红宝石激光器，1964年钱学森建议将laster翻译为激光。1965年北京同仁医院开始进行用红宝石激光器凝固视网膜的动物实验，1971年上海第六人民医院发表了红宝石激光凝固视网膜的临床报道，1973年上海医科大学附属耳鼻喉医院使用国产CO_2激光刀施行外科手术成功，1977年在武汉召开了我国第一届全国激光医学学术交流会。1987年由中山医科大学、河南医科大学和同济医科大学联合编著出版的《激光医学》一书，在第二届国际图书博览会上被公认为"世界第一部最完整的激光医学书籍"。经过40多年的发展激光技术已经渗透到基础医学和临床医学的各学科，形成了激光医学这一新兴的边缘学科。

二、激光的特性

激光具有高度单色性、高度定向性、高亮度性和相干性好的特性。

1. 高度单色性

具有单一波长的光叫作单色光，临床上所谓的单色光也并非是单一波长的光，而是有一定波长的谱线。波长范围越小，谱线宽度越窄，其单色性也越好，所以谱线的宽度是衡量光线单色性好坏的金标准。激光的单色性好，是因为激光的物质中的厚子（或分子、离子）受激辐射产生的光子流，它依靠发光物质内部的规律性，使光能在光谱上高度地集中起来，另外就是激光器的振腔具有选频作用。

2. 高度定向性

假设光源向某一个方向发射出一束光为圆锥形，过圆锥轴线所在平面与圆锥面的两条交线所形成的夹角称为该光束的平面散射角。而圆锥面所围成的空间称为该光束的立体发散角。发散角是衡量光束方向性好坏的标志。由于光的衍射特性，使激光束仍有一定的光束发散角，但发散角已是很小，发散角小者为方向性好。

3. 高亮度性

激光器是世界上最亮的光源，光源在单位面积上向某一方向的单位立体角内发射的功率，就称为光源在该方向的亮度。激光主要靠光线在发射方向上的高度集中提高亮能实现定向集中发射，激光的发射角是用毫弧度表示的，所以说发射角小时，它几乎是高度准直的光束，能实现定向集中发射，因此激光有高亮度性。另外，激光的相干性是一切波动现象的属性，激光的亮度取决于它的相干性。

三、激光作用机制

1. 热效应

在激光照射下短时间内，即几毫秒可使血管瘤组织局部温度高达200℃~1000℃且可持续1min，此效应可以使蛋白变性、凝固性坏死或使生物组织炎性化、气化。

2. 光效应

激光辐射生物组织可引起吸收、反射和传热，色素组织对激光有选择性吸收作用。

3. 电磁场效应

激光是一种电磁波，因此激光的存在就必然产生电磁场，其强度可达到几十万伏，可使焦点处的组织细胞空泡化，细胞核分解。

4. 压强效应

激光的辐射压力很强，当激光束聚焦到0.2mm以下的光点时，压力可达200g/cm^2，用10^{7}W巨脉冲红宝石激光照射人体产生的实际压力测定为175.8g/cm^2，比普通光的辐射压力强得多。

四、选择性光热作用理论

选择性光热作用理论是指激光能量有选择地被某些特定的组织吸收，并通过热作用将这一类特定组织的成分破坏。要实现选择性光热作用，须满足3个重要变量：①激光波长能作用到目标组织并充分有效地被目标组织吸收；②脉冲持续时间小于或等于目标组织的弛豫时间；③光能量密度能够使目标组织达到足以使其破坏的温度。治疗血管类病的理想激光是蓝-绿-黄激光，因为血红蛋白的最强光谱吸收区域在蓝-绿-黄光波段。激光的脉冲持续时间应与病变组织的热弛豫时间相匹配。血管类疾病种类比较多，血管的直径和病变区域的变化很多，激光脉冲持续时间的调节范围要求较大。

五、激光治疗皮肤血管性疾病

皮肤血管疾病分为血管瘤和血管畸形两大类，可发生于全身各个部位，以颜面皮肤与皮下组织多发，部分发生躯干四肢，可累及肌肉和骨骼，损害容貌或造成机体功能障碍。自1960年红宝石激光器发明以来，激光一直是治疗皮肤浅表血管性疾病最佳治疗方法之一。以往血管性疾病只能采用手术切除、核素敷贴、硬化剂治疗、冷冻等治疗方法，虽有一定的疗效，但是会给患者带来难以接受的后遗症，如色素变化、瘢痕、溃疡等，而激光可以选择病变的血管组织，对周围的正常组织损害较小，有些病例甚至可以达到无疤无痕的效果。

1. 脉冲染料激光

脉冲染料激光（pulsed dye laser, PDL）是一种专门用于治疗血管性病变安全有效、副作用小的激光治疗仪，该仪器所发出的激光属于黄光范围，波长有585nm和595nm两种。脉冲染料激光利用光对不同颜色物体的选择性的光热作用效应，激光选择性的作用于血管中的血红蛋白，血管内血红蛋白对此波长激光存在吸收峰值，通过瞬间加热使蛋白质凝固微血栓形成而阻塞血管，从而破坏扩张的血管并将其清除，而皮肤的其他组织不受破坏。具有快速，方便，操作安全，愈后病变皮肤和正常皮肤相似，术后创面遗留瘢痕的风险少等优点。

585nm的染料激光曾经是治疗鲜红斑痣的黄金标准，但因为其脉冲较窄，治疗时容易形成难看的紫癜，需要较长时间恢复，而且由于光斑较小，所以治疗效果也有限。595nm脉冲染料激光的穿透深度要高于585nm染料激光，而且由于它的光斑大小和脉冲宽度要远远高于585nm染料激光，因而它对于浅表血管瘤的治疗效果远好于所有已经临床使用的光学治疗系统。

在欧美国家，595nm染料激光技术被誉为治疗皮肤血管病变的临床"金标准"。相比其他激光治疗系统，595nm染料激光具有以下优点：①无创性。595nm染料激光设备拥有更大程度的可调脉宽激光，脉宽可调范围0.45~40nm，可根据血管的粗细选择合适的脉宽，避免了含铁血黄素的沉积，大大减少了术后紫癜的发生率，同时满足美观和疗效的需求。②安全性。595nm染料激光设备配备有动态冷却系统，该系统是国际医疗冷冻领域的专利产品。这一动态冷却系统能在每次激光脉冲前数十秒将冷却剂喷射至皮肤，减轻疼痛，保护表皮不受损伤，理论上可降低继发性色素改变的发生率。③有效性。较585nm染料激光设备相比，595nm染料激光设备所发生的激光具有更深的穿透治疗，穿透深度可达3~4mm，直接达到病变血管区域。并且，595nm染料激光设备还可调节治疗光斑的大小，光斑选择范围多（3mm\5mm\7mm\10mm\12mm\3×10mm），使用合适的大光斑不仅操作省时省力，还降低了术后皮肤颜色不均的风险。PDL适用于表浅的血管瘤治疗，对较深及混合性血管瘤也能较好的治疗效果。不良反应有水疱、结痂、紫癜、暂时性色素改变及皮肤质地改变。

2. Nd:YAG激光

Nd:YAG为其英文简化名称，来自（Neodymium–doped Yttrium Aluminium Garnet; Nd:$Y_3Al_5O_{12}$）中文称之为钇铝石榴石晶体，钇铝石榴石晶体为其激活物质，晶体内之Nd原子含量为0.6%~1.1%，属固体激光，可激发脉冲激光或连续式激光，发射之激光为红外线波长1064nm。Nd:YAG激光的波长1064nm不在氧合血红蛋白的吸收峰附近，氧合血红蛋白对Nd:YAG激光的吸收较差，但其穿透深度可达8mm左右，因而能对较深部位的血管瘤发挥治疗作用。适用于对于厚、深的血管瘤，鲜红斑痣，以及经过硬化剂注射几次后的混合性血管瘤，但是需要进行多次反复治疗以获得最佳效果。

按能量输出方式的不同Nd:YAG激光可分为连续式和脉冲式两种。目前常用的是连续Nd:YAG激光，但这种激光对组织的热损伤是非选择性的，在凝固瘤体血管的同时，多余的能量也会损伤周围正常的组织，术后容易留下瘢痕。目前研究显示治疗局部皮肤的冷却保护装置能减少组织的损伤，所以在Nd:YAG激光治疗时进行充分的预冷却与后冷却可减低瘢痕的形成。与连续Nd:YAG激光相比，脉冲式Nd:YAG激光更加符合选择性光热作用理论，能减少对周围正常组织的热损伤，减轻瘢痕等不良反应的发生。1064Nd:YAG激光常见的不良反应包括紫癜和暂时性色素改变，水疱、结痂、皮肤质地改变和瘢痕偶有发生。1064nm Nd:AYG激光的红外线通过磷酸肽氧钾（KTiOPO$_4$，简称KTP）晶体后建立通道，可产生频率增倍而波长减半的532nm的绿色激光。该激光的优点是因有较高的频率使KTP无须冰敷，特别使用二极管泵浦时，使得激光更易于操作，532nm的激光机处于氧合血红蛋白的吸收期，具有较高的特异性。

脉宽为2~100ms可调的倍频Nd：YAG激光，能缓和加热凝固各种管径的血管，从而避免皮下出血（紫癜形成），因此用532nm激光机照射治疗无出血，水肿反应轻。532nm激光机波长短，穿透力弱，特别适合对于要求高的部位、担心产生瘢痕部位的血管瘤，经过治疗后可清除病灶，而且仍能保持原有解剖形态。对于颌面部的上下唇、鼻小柱、牙龈以及会阴部等特殊部位的血管瘤，手术困难，术中出血多，止血、硬化剂治疗容易引起治疗后水肿、溃疡，532nm激光有不错的治疗效果，但是需要进行多次反复治疗以获得最佳效果。由于532nm波长的绿光穿透较浅可被血红蛋白选择性吸收的特点，532nm激光目前常与血卟啉单甲醚（hematoporphyrin monomethyl ether，HMME）光敏剂静脉注射的联合应用进行光动力治疗。其作用原理是光化学作用，光动力疗法具有靶组织选择特异性，光敏剂可选择性聚集在血管内皮细胞内，在特定的波长及能量密度照射以及组织氧的参与下发生光化学反应，产生活性氧等物质直接或间接作用于血管内皮细胞以达到治疗目的，与PDL相比具有更高选择性，尤其适合于大面积的鲜红斑痣治疗，治愈后一般无再通复发的现象，已渐渐成为治疗鲜红斑痣的首选方法之一。

3. CO_2激光

CO_2激光主要用原光束或聚集后进行病变组织的切割或烧灼，组织对其吸收无选择性，CO_2激光大功率治疗机是关节臂输出，小功率治疗机是用波导输出，输出功率为5~50W，波长为1064nm，是属远红外线，而且是属肉眼看不到的红外线，为了正确指示治疗部位，较先进的治疗机上均安装有同轴氮氢激光。血管瘤烧灼时最好从中间烧起，由于组织中含水分70%~75%以上，水分完全可以吸收红外线，所以CO_2激光在组织中的传导距离很短，大概约0.2mm，靶组织吸收能量的97%，因而对组织切割和破坏可精确局限于照射部，而对周围组织损伤极小。

CO_2激光治疗最大的优点就是临床应用时能精确掌握治疗深度范围。CO_2激光的适应证为小节结性血管瘤，各类激光治疗血管性疾病剩余小而表浅的点状红点，如扩张毛细血管、蜘蛛痣、酒渣鼻、血管角化病、甲下血管瘤等。但是由于CO_2激光为非选择性破坏组织，治疗深度的病变可致瘢痕形成，所以在治疗颜面部血管性疾病时要注意把握深浅度，特别对颜面部血管瘤，如上下唇、鼻部、眼部周围以及会阴部等要求高的部位，以免发生瘢痕。

CO_2激光治疗时必须要按无菌操作进行，治疗前都要进行麻醉，一般用盐酸利多卡因注射液局部麻醉，对于小而分散的皮损应用药物注射麻醉困难时，可以用盐酸利多卡因软膏涂在表面进行麻醉，30分钟后进行烧灼，患者一般都能承受。对于只需要极短暂治疗时间的损伤，也可以不用麻醉。CO_2激光光束强，应保护好患者的眼睛，以免损伤眼睛的视网膜，特别治疗上下睑或眼周围的血管瘤时，要用八层纱布盖住眼睛以防意外。瘢痕体质患者或眼睑缘病变最好不用CO_2激光治疗。工作人员应佩戴特殊防护眼镜，而且激光束切忌不可照射在玻璃上或者强的反光物品上，因强反射光可致患者和工作人员损伤。

六、治疗方法

（一）术前准备

1. 病历留存，所有病例均设计表格记录患者资料，包括年龄、性别、血管瘤类型、颜色、大小和部位、治疗参数、副作用、并发症及术后注意事项。每次治疗前均由专人进行拍照并存档，尽量使用同一相机、角度和光线，以便复诊时评估疗效及后期资料分析。

2. 术前谈话，明确患者及家属求治心理，接受治疗前向患者及家属说明治疗风险，预测疗效，签知情同意书。

3. 苯扎氯铵常规消毒血管瘤区，待消毒液干燥后方可治疗。操作者佩带滤光镜，患者佩带眼罩。

（二）麻醉选择

激光具有强的热效应，根据患者对疼痛的耐受性和合作程度，酌情考虑给予一定的麻醉。特别是CO_2激光治疗，术前一般都需要局部麻醉。目前最常用的麻醉药物如下：①2%利多卡因软膏乳膏表面麻醉处理，在术前40～60分钟局部涂抹，也可术前涂在患处然后用保鲜膜封住30分钟，对较深的血管瘤可用0.5%利多卡因局部浸润麻醉。②丁卡因喷雾。③氯胺酮肌肉注射，适用于治疗血管瘤范围较大的患儿。

（三）照射方法

激光手柄垂直于治疗部位，整个治疗区域被激光完全照射到，光斑间重叠10%左右。能量密度的选择主要基于血管颜色，其次是血管大小、深度和光斑大小等因素。根据患者的年龄、瘤体的颜色、部位、面积以及患者对治疗的耐受性选择治疗参数。以局部照射后颜色变为浅褐色为适宜能量密度。对于点状结构的皮肤血管疾病可100%重叠。

1. 草莓状毛细血管瘤　将激光焦点对准病变区域横或竖排依次扫描照射至组织表皮变灰白色，光斑之间尽量不留空，重复的光斑尽量不超过30%，均照至组织表面变白或血管瘤皱缩，注意控制剂量，以免剂量过大损伤皮肤变成溃疡出血。

2. 混合型血管瘤　将激光焦点对准病变区直至表皮变灰白，一般剂量较前者大。

（四）术后反应处理

1. 水疱　照射当日或第二天出现水疱，用4号针头将疱内水分抽出，然后用敷料加压包扎。

2. 部分患儿照射后出现炎性水肿，一般3~5天消退，无须处理，若水肿发生在牙龈或口底部，可用皮质激素治疗，防止患儿吸奶造成水肿扩大。

3. 激光照射后感染的预防措施：加强病体表面消毒，避免光重叠照射，防止剂量过度导致损伤。

4. 做好护理宣教工作，让家长学会创面正确的清洁方法，术后一周内避免清洗，定时涂抹抗生素油膏。如遇激光治疗后病灶的异常反应，应及时复诊，给予必要的清创护理，亦可辅助弱的激光照射。

七、使用激光的安全性

安全规范的操作可减少受伤的概率和事故。

（一）光的危害

1. 视力的损害

激光直接或反射的光线能使眼睛永久性损伤，所以在激光手术室里的所有手术参与者必须佩戴保护性眼镜，如特制的墨镜或眼睛保护屏，用八层消毒纱布遮盖患者眼睛并予固定以免脱落。手术区所有反光的物体必须清走，如金属器、玻璃等物品，使用特殊工艺电镀的手术器材，尽量减少反射。对于眼睛周围的病变必须在保护眼睛的纱布上加盖一块黑布，以免近距离的光损害眼睛。近红外激光和可见的激光能聚集在视网膜上的一个小点，强度可增加10^5倍。紫外线和远红外光（即二氧化碳激光）能损伤眼球的前部结构，包括角膜和晶体，对眼睛的保护是激光手术最重要的。

2. 皮肤及周围组织的损害

非治疗区皮肤被激光照射容易造成烧伤，特别是使用二氧化碳激光器用瞄准光线指向目标时，手术区应用盐水湿纱布与周围隔离，避免伤及周围皮肤。

（二）环境的危险因素

1. 烟雾与飞溅的组织

（1）使用二氧化碳激光时产生的气化烟雾对患者和手术者都有潜在的危害。病原微生物，如人免疫缺陷病毒（HIV）、乙型肝炎病毒DNA，人乳头瘤病毒（HPV），都可以在烟雾中被分离出来。

（2）使用二氧化碳激光时，应使用高流量的烟雾吸引器，因为烟雾中的颗粒可以引起肺炎、支气管炎、肺气肿。要经常检查吸引器的过滤器及吸烟管，保持其通畅，以获得到最佳吸引和过滤效果。

（3）所有工作人员应戴能过滤0.3μm颗粒的口罩，并且吸引器应保持在产生烟雾位置的3~5cm范围内。

（4）使用可调的激光时，有活动性的、完整的、有感染性的细胞组织会发生飞溅。目前许多较先进的激光都安装有可回收飞溅物的袋子。

（三）机器的安全性

激光机采用高压电源，使用者有被电击的危险。为防止医务人员和患者被电击，许多激光机都配备安全控制装置。如果机器出现故障时，要请经验丰富的专业激光工程师维修。

第七节 高频电灼治疗

一、高频电凝术

高频电极术是物理治疗方法，也称为高频电凝术。高频电极治疗仪产生的电流、热能及高频电凝作用于血管瘤，高频电凝吸收组织水分，使血管瘤组织逐渐机化、萎缩直至完全闭合消失。该技术室需要在三维超声定位下进行的，对组织没有破坏性，不会损伤正常组织，治愈率高，不留瘢痕，不复发。目前该技术已被公认为治疗海绵状血管瘤、淋巴毛细血管瘤的最佳治疗方法。

（一）治疗原理

高频电凝术主要是针对较严重的血管瘤研究出的新的治疗血管瘤的方法，由于属物理性治疗对正常组织无破坏性，无任何药物留在瘤体内，此种疗法已被众多医院采用，目前已越来越完善。该技术是在三维超声定位下采用高频治疗仪和导管针直接插入血管周围组织中的弹力纤维、胶原纤维以及瘤体的细胞膜内，在瘤体内产生高热，组织水分被吸收，使血管壁乳化、凝固、收缩，瘤体逐渐缩小，扩张的畸形血管萎缩，失去再扩张的能力，特别对于海绵状血管瘤疗效显著。由于海绵状血管瘤是由小静脉和脂肪组织构成，肿块质地软而边界清，高频治疗仪和导管针直接作用于瘤体时产生热能，小静脉容易被破坏，脂肪组织水分被吸收，从而机化、凝固，瘤体自然缩小直至治愈。

（二）治疗方法

患者术前均需常规检查项目：血、尿、便等常规，肝肾功能，脑电图，出凝血时间，彩色多普勒超声，了解血管瘤的大小、范围、厚度、距体表的深度、血流的速度、瘤体局部以及周围血管走向，并用2%碘酒准确标记，95%乙醇溶液固定。进行操作时，患者多采用静脉复合麻醉，绝对无菌操作，常规消毒，铺无菌治疗巾，使用消毒彩超探头引导，取出套管针从瘤体局部正常皮肤进针，穿刺直接进入瘤体，针尖点插入达瘤体底部，回抽有血液后接通高频治疗仪，根据瘤体大小、深度，调整输出功率，一般取0~30W，接通电源，脚控电凝开关，每个点电凝2秒左右后，在往回拔探针5mm处，继续进行电凝，超声引导，入点离开5mm处再次进针，重复以上方法继续电凝，顺序是从血管瘤周边开始，向心直至整个瘤体。手术中要特别注意避开超声定位标记为局部神经干及正常血管的部位。手术完毕，瘤体穿刺点应没有活动性出血；超声显示，瘤体蜂窝状低回声稍增强，血流信号明显减少；用手触摸，感觉血管瘤瘤体稍变硬并局限化。

（三）治疗效果

术后3天进行超声波复查，瘤体内无回声，暗区明显缩小或消失，有部分显示稍强回声，血管瘤内无明显血流信号，瘤体局限化，界限清晰。瘤体局限而小者，一般一次治愈，巨大瘤体及多发病灶需要2~3次治疗方可治愈。

二、婴幼儿血管瘤的电化学治疗

（一）治疗方法

在氯胺酮全身麻醉，无菌条件下操作，用多根直径1mm、长5cm的塑料套管针平行刺入瘤体基底部，针距为1~1.5cm，拔出针芯后平行插入电凝针。电凝针是由铂金制成，它具有良好导电性和抗腐蚀性，直径0.7mm、长150mm。应用ZAY-6BⅡ电化学治疗仪（由中国电化学治疗癌学会监制，北京航空航天大学测控研制），通过直流电治疗，治疗电压为6~8V，电流为40~80mA，治疗电量按血管瘤直径计算30~40C/cm²，总量为100~400C/cm²。治疗中用手指均匀压迫瘤体，并观察瘤体硬、肿情况。

电化学治疗由瑞典人欧登斯强姆（Bjorn Nordonstrom M.D.）教授于1983年首先提出并应用，于1987年引入我国并开始应用于癌症治疗，逐渐发展到治疗血管瘤。血管瘤中的血液富含电解质，导电性能好，电阻抗低，适于电化学治疗。对不能手术治疗的婴幼儿血管瘤治疗效果较好。

（二）适应证

毛细血管和海绵状血管瘤，未侵犯邻近神经、大血管和骨质为适应证。其中没有浸润皮肤血管瘤的治疗效果优于皮肤受侵犯的血管瘤，瘤体要有一定厚度，以免瘤体过薄出现皮肤坏死，造成治疗后出现较大瘢痕。

（三）治疗注意事项

1. 塑料套管主要用于定位和绝缘，电针插妥后，套管拔出以保护正常的组织和皮肤，套管刺入过深影响治疗效果。

2. 术中布针位置要合理，以免出现治疗不全或边缘残留。电针要贯穿瘤体，每根电极的有效杀伤半径为1.0cm，故通常两根电极距为1~5cm。中心阴极、周围阳极的布针方式治疗效果优于中心阴极、周围阳极的布针方式。

3. 治疗电量要控制合理，治疗电量不足会使瘤体残留，治疗电量过大会导致皮肤坏死、瘢痕形成。

4. 术中仔细观察，防止电极移位或损伤皮肤。

5. 头部血管瘤治疗前应行CT检查，以了解有无血管与颅内血管相通，以避免电化学治疗导致颅内血管损伤而出现严重并发症。

6. 电化治疗有凝固止血的作用，故治疗中和治疗后一般很少发生出血，但术中和术后也应局部加压包扎，以免出血或感染。

7. 治疗中应压迫瘤体并密切观察瘤体变化，如区域皮肤苍白、变紫或皮下积气而肿胀变硬等。套管针中有棕黑色液体时表明治疗充足。

第八节　冷冻治疗

一、血管瘤冷冻治疗作用机制

冷冻治疗是利用液态氮、氧等挥发作用导致的强低温（-96℃），通常状态下低于-20℃，快速将病损处皮肤、血管瘤及血管瘤周围组织冷凝，使其细胞内形成冰晶，从而导致细胞破裂、解体、死亡的方法。低温引起组织细胞死亡是多种效应的综合结果，包括两方面：①在组织受到低温作用时，细胞内形成冰晶，细胞体积膨胀使细胞膜破裂，同时由于细胞内电解质浓缩、pH异常，引起脂蛋白、复合物的变性，融解时可使细胞内冰晶再结晶，上述变化均可引起细胞发生中毒而死亡。②低温引起的局部血液循环障碍是冷冻引起组织坏死的另一原因。低温可引起局部血管收缩，血流速度减慢，血栓形成，阻断血流，使病变组织发生坏死或诱发生物效应从而达到治疗目的。

二、血管瘤冷冻治疗的适应证

本法适用于位于皮肤表面表浅的毛细血管瘤及其他厚度不超过0.5cm、面积较小（1cm内）的各型血管瘤，鲜红斑痣不适宜进行冷冻治疗。冷冻治疗各种血管瘤均有一定疗效，但以毛细血管瘤和血管痣治疗效果较好，海绵状血管瘤治疗效果较差。血管瘤的面积越大，向组织内生长越深，疗效越差，复发率也越高；血管瘤的面积越小、生长表浅的冷冻治疗效果好，复发率低。冷冻治疗疗效以头颈及躯干血管瘤最好，四肢血管瘤较差。冷冻治疗呈现年龄越小，疗效越佳，年龄越大，疗效越差的趋势。由于冷冻操作难以控制强度和深度，同时组织对低温的抵御能力不同，常出现以下情况：①治疗不彻底、局部瘢痕、缺损性畸形及功能障碍；②复发较高，从而直接影响疗效评价。因此，目前血管瘤治疗已较少使用冷冻疗法。

第九节　同位素敷贴治疗

同位素敷贴治疗是婴幼儿体表血管瘤的有效治疗方法之一，适用于位于颜面部、生长较为迅速及面积较大不适易手术切除的真性血管瘤。临床常用的放射性同位素为^{90}锶，其作用原理为^{90}锶在衰变过程中释放射线，对瘤体进行照射，从而产生电离辐射，抑制血管内皮细胞增生，在局部形成血栓，使瘤体纤维化而达到治疗目的。该治疗方法的优点是无痛苦、无创伤且疗效肯定，缺点是在治疗过程中会产生辐射，易出现放射区色素减退、瘢痕形成、骨生长中心抑制等并发症，且不能保证根治血管瘤，不容易被患儿家属接受。因此，应尽可能采用合适剂量的辐射，以减少病变部位可能出现的不良反应。

第十节　放射治疗

血管瘤内皮细胞对放射线较敏感，放射线可引起血管瘤细胞损伤死亡，形成溃疡，致瘤体消失，故大半世纪以来，此方法与手术法同等被重视。最初采用镭作放射源，以后又加用^{90}锶、^{60}钴、^{32}磷等。数十年的经验证明，放射疗法只对深度2~3mm的毛细血管瘤有效，适用于皮肤或黏膜局限性海绵状血管瘤和混合性血管瘤，以及口唇、舌部、眼睑、鼻部、耳周和外阴等特殊部位的血管瘤，对用一般治疗方法无效或术后复发的局限性肿块血管瘤也有较好效果。放射治疗对较大毛细血管瘤效果差，对海绵状单纯性血管瘤无效。有学者认为放射疗法的采用应十分慎重，尤其在儿童时期，因为放射线会影响骨骼发育，引发白内障，甚至诱发癌变等。

第十一节　恒定磁场治疗

磁场疗法治疗血管瘤的原理：磁力线的作用使营养肿瘤的血管及肿瘤内血管逐渐形成血栓，而致使肿瘤营养中断、瘤体萎缩，从而达到使瘤体停止发展、逐渐消退的治疗目的。磁场疗法的疗效是肯定的，患者应坚持每日连续贴敷。本疗法使草莓状毛细血管瘤鲜红的瘤体颜色变浅、变平，逐渐至网状及点状，最后消退，与正常肤色一致。海绵状血管瘤的包块也会逐渐变平、缩小消失。磁场疗法治疗血管瘤疗程虽长，但在进行治疗的过程中，患者无任何不适感，无痛苦，不留瘢痕，无副作用，安全方便，方法简单，可在家中治疗，但要定期复诊，不影响日常生活、学习和工作，是一种有效无害的非药物治疗手段，有利于血管瘤患者的康复，值得推广。

第十二节　中医中药治疗简介

一、腐蚀性外用药

1. 五妙水仙膏（江苏淮阴中药厂生产）

药理作用：消炎、解毒、收敛、去腐生肌、促进组织再生等作用。

不良反应：疼痛、出血、瘢痕。

用法：①点药法：适用于病损范围小的血管瘤，点药至病变组织与正常皮肤组织出现分界线，即用生理盐水或冷水洗去药物。②涂布法：需要恰当的涂药次数及治疗时间，一般以达到皮肤潮红、变色或有轻度渗出为度，然后洗去药物。

2. 七仙膏

芒硝、青矾、明矾各150mg，砒石、斑蝥各100mg，盐75mg、水银150mg配成膏外用。

二、非腐蚀性外用药

1. 冰磺散外敷

方法：取鸡蛋一个，放入一个罐头瓶内，倒入米醋500mL，将口密封，浸泡7天，将蛋壳溶化后取出鸡蛋，去其蛋黄，放入冰片、雄黄各3g，均匀涂在瘤体上，每日3次。

2. 九里香外涂

方法：取镊子两把，一把夹住九里香虫前半部，另一把夹住九里香虫尾部，挤出其腹部内容物，均匀涂在瘤体上，每日3~4次，连续数日，瘤体有如下变化：红色→黄色→瘤体缩小→消失。

3. 及莪散

白及50g、莪术30g、黄药子20g、山慈菇10g、五倍子5g、重楼5g、血竭3g、紫硇砂2g、青木香2g，以上药研成粉末储好。

用法：沸水适量，加适量白酒约10g，再加上药粉末调成糊状，敷于患处，每日一次，七天为一疗程。

4. 外涂药酒

穿山甲、赤芍、三七、红花、川芎、白芷、青皮各10g，共同研成粉末，白酒一斤浸泡，每日涂2~3次。

三、内服药治疗法

1. 通窍活血汤加味

赤芍6g、白芷9g、川芎6g、桃仁12g、生姜9g、红花12g、老姜白3个，黄酒加水煎服，每剂分3天服用，服用3天停一天。

2. 逐瘀温血方

赤芍、白芷、桃仁、生地、红花、田七、连翘、金银花各10g，川芎6g，大枣3枚，加黄酒冲服。

四、纳鼻药

川芎、红花、桃仁、赤芍、白芷、辛夷各6g研成细末，加麝香0.3g，同时加入葱白捣成泥，纱布包裹，临睡前纳入鼻孔，次日取出。治疗鼻部血管瘤。

五、火针治疗草莓状血管瘤

方法：局部消毒，根据瘤体大小选择合适缝衣针，将针尖在酒精灯上烧红，立即插入瘤体中心约0.1~0.2cm，随即拔出。

六、水蛭治疗血管瘤

血管瘤属中医"血瘤""筋瘤"范畴，其病因为胎毒热盛、外盛火毒、内生热邪，火热毒邪煎熬血液，以致血液凝固瘀积成瘤，由于病程长，邪深入络，胶结不散，故非一般药物所能攻逐。水蛭为噬血之物，专入血分，善于搜刮瘀血，寄居阴湿之处，故性寒凉，功能凉血破瘀、消癥散血，其功力虽猛，但不伤正气，能使瘀血默消于无形，故治疗久病癥瘕不散血管瘤，有破血而不伤新血，散结而不损正气之效。

方法：水蛭需生用，用量每日1~3mg，分2次服，由于其腥味甚浓，入煎剂往往令人作呕，故宜研成末装入胶囊，或泛丸吞服，或选用水蛭、元胡、生牡蛎等三味研末泛丸，取名为消瘤丸，临床上较长时间服用，未发现任何副作用。

第十三节　弹性压迫治疗

利用弹性织物提供的持续压力，较长时间持续压迫，有时可减轻或停止血管瘤的发展，甚至可能使血管瘤缩小。弹性压迫治疗适用于肢体部位范围较广泛的海绵状血管瘤及静脉性血管瘤，此治疗方法宜作为辅助疗法与其他疗法相结合进行血管瘤的治疗。

第十四节　非手术综合治疗

一、非手术治疗与手术联合治疗

血管瘤手术治疗可治愈很多患儿，常用的手术方法如下所示：

1. 血管瘤面积较小的，可行瘤体切除后直接缝合皮肤，应注意切口的选择，保持体表形态及皮肤对合良好，减少瘢痕形成。

2. 较大面积血管瘤瘤体切除后，局部皮肤、肌肉或组织器官缺损，则需行皮肤修复。病灶切除后，根据创基情况，选用自体皮片游离移植或皮瓣修复。皮瓣可选用局部皮瓣、带血管蒂皮瓣、游离血管吻合皮瓣、远位皮管移行修复。有组织器官缺损如耳、唇、鼻等，则需行器官再造。

3. 手术治疗风险大，有以下缺点：①婴幼儿年纪小，承受较大手术易出现危险。②麻醉危险：小儿在承受长时间较大手术时易产生并发症。③出血：手术时出血易产生血容量不足，出现出血性休克。④有的血管瘤侵犯机体深部，病灶不能彻底治愈，而且又要行组织器官修复，手术复杂，影响患儿体表形态。因而，很多患儿家长及医生较少选用手术疗法。手术治疗时间短，效果快，治疗对象多是切除病灶后能直接缝合皮肤的患者。在设备、技术较好的医院才能进行复杂、严重血管瘤的手术治疗。

血管瘤非手术治疗方法很多，有激素治疗、激光治疗、硬化剂注射治疗、放射治疗、冰冻治疗、高频电凝固治疗、普萘洛尔治疗、同位素敷贴治疗、恒定磁场治疗、中医中药治疗、弹性压迫治疗、水蛭治疗等。以上各种方法通过联合用药，可增加疗效，缩短疗程。

非手术治疗费用少、危险性小、多为患儿家长可接受的方法。临床上非手术治疗方法效果明显，不但可以治愈简单、面积小的血管瘤，对大面积较复杂的血管瘤也多能治愈，但不是所有复杂、严重血管瘤都能治愈，且治疗时间长，内服类固醇或普萘洛尔治疗时均有药物的副作用。类固醇有小儿发育迟缓、虚胖、多毛、低钙等副作用；口服普萘洛尔治疗时要排除禁忌证，如哮喘、过敏性鼻炎、气管支气管炎、肺炎、心动过缓、心率不稳、重度房室传导阻滞、心源性休克、低血压及心力衰竭等；硬化剂注射有药物过敏反应，局部瘤体组织坏死而使瘤体表面形成黑痂、溃疡，甚至有导致小指（趾）或表面器官坏死的可能。

选用手术治疗还是非手术治疗两者如何取长补短及联合治疗以提高疗效？严重、大面积复杂血管瘤，因手术出血、麻醉及修复等因素，患儿难以承受手术，术中危险性大，可先行非手术法治疗，使瘤体有一定缩小、血流量减少，从而减少术中出血量、减少术中危险性；部分手术后血管瘤术中切除不彻底，或术后复发，多数行非手术治疗后能治愈。

二、常用的非手术综合治疗方法

（一）平阳霉素联合尿素瘤内注射法

1. 方法

平阳霉素8mg+0.9%氯化钠溶液4mL+2%利多卡因1mL，局部常规消毒，穿刺抽出血液后，注射40%医用尿素，病变较浅者使瘤体变苍白和肿胀为佳，病变较深者注射阻力稍增加为止，瘤体较大者注射剂量不超过20mL，然后更换注射器。注射平阳霉素，注射剂量每次不超过8mg，病变特大者不超过16mg。对较大范围病变采用多点注射，然后每日注射尿素一次，每周注射平阳霉素一次，治疗过程中，如穿刺后抽不出血液或注射后局部肿胀、发红、疼痛等则停止治疗，最长治疗一个月。第一疗程平阳霉素注射总量不超过40mg，如果病情未愈，三个月后行第二疗程的治疗。

2. 效果

平阳霉素联合尿素瘤内注射比单纯平阳霉素或单纯尿素注射的治愈率高，疗程明显缩短，并发症减少。

平阳霉素的药理作用是抑制DNA合成和切断DNA链，抑制细胞的代谢，并诱导细胞的凋亡。平阳霉素注入后易在局部高浓度聚积，破坏血管内皮细胞及其间质，抑制其生长，使内皮细胞萎缩、破坏，血管腔变狭窄，最后闭锁，从而使瘤体破坏、萎缩而最终消失。平阳霉素对于大面积或血液回流较快的混合型和肌间海绵状血管瘤效果较差。平阳霉素对血管畸形有效，但注射量不易控制，注射过多、过浅容易造成表面皮肤黏膜坏死，产生瘢痕、色素异常、组织萎缩，可能出现发热、恶心、呕吐、腹泻、疼痛、肺纤维化等副作用。为了防止毒副作用的发生，会减少注射剂量，在一定程度上影响平阳霉素的疗效及治疗范围。

尿素不是硬化剂，是栓塞剂，对人体无毒，是人体相容物质，适用于大面积血管瘤的治疗，应用的总剂量较大，无不良反应。尿素能通过对血管瘤内皮细胞的组织形态的改变达到治疗目的，尿素引起瘤体血管强烈收缩，血管内皮细胞皱缩、肿胀、坏死、血管瘤退化，被结缔组织取代。尿素局部多次注射易产生破溃、瘢痕、组织挛缩等并发症。

两药联合应用，利用两种药物各自优点克服其局限性，由于平阳霉素的全身副作用限制其用药总量及间隔时间，不能大剂量和连续每天应用。而尿素对全身副作用小，可连续注射，持续作用于血管内皮细胞，达快速治愈，减少两种药物应用剂量，减少药物的毒副作用以及减少并发症。

平阳霉素联合激素，亦可选用地塞米松、曲安奈德等。

（二）平阳霉素加醋酸泼尼松联合注射

1. 治疗方法

平阳霉素8mg+生理盐水4mL+2%利多卡因1.5mL，再加入25mg醋酸泼尼松混匀。每次用药量平阳霉素不超过8mg，醋酸泼尼松不超过25mg。皮肤消毒后，从瘤体周边正常皮肤进针，沿水平方向进入瘤体，向瘤体内注射药物至瘤体稍苍白、肿胀为度。勿在血管瘤表面进针，以免针眼出血、药液渗漏，降低治疗效果。血管瘤面积较大，采用分次注射，先外周后中央，以防治疗期间血管瘤向周边进一步扩展。

2. 作用机制

平阳霉素是广谱抗癌抗生素，对血管瘤内皮细胞有抑制作用，药物入瘤体后与增生活跃的血管内皮细胞内DNA分子相结合，切断DNA单、双链，从而抑制内皮细胞增殖，促进血管退化。促进瘤体组织纤维化也是治疗血管瘤有效机制之一，对静脉血管壁有一定硬化作用。醋酸泼尼松是皮质类固醇激素，其使血管瘤退缩的作用机制与以下因素有关：①促使血管收缩；②抑制血管内皮细胞生长因子合成，抑制细胞有丝分裂和DNA合成，使新生毛细血管的生成受到抑制，同时提高胶原酶活性，具有使血管瘤消退的作用；③抑制未成熟的血管组织生成。

平阳霉素与醋酸泼尼松有抑制血管性疾病生长的作用，两者合用产生协同增效，降低药物的副作用，减少药量。平阳霉素常见的不良反应：①皮肤色素沉着、纤维化；②发热；③恶心、呕吐、腹泻；④肺部纤维化炎样病变。醋酸泼尼松能有效预防平阳霉素注射后引起的不良反应，如发热和过敏反应。

临床实践证明，平阳霉素与醋酸泼尼松合用方法简单，疗效显著，无明显不良反应及并发症。只要用药方法适当，很少产生瘢痕，既能治愈血管瘤，又有远期美容效果，为治疗血管瘤较优方法，值得临床推广应用。

（三）尿素、利多卡因、去甲肾上腺素混合液局部注射婴幼儿血管瘤

方法：尿素2g、0.5%利多卡因0.5mL、生理盐水3.5mL、去甲肾上腺素0.1mL混合，从血管瘤边缘正常皮肤进针，注入药液至瘤体表面稍胀及颜色苍白为止。

本方法与其他硬化剂相比有以下优点：①去甲肾上腺素有强的收缩血管作用，使硬化剂停留在瘤体内的时间延长，增强硬化剂作用，加快血管瘤治疗速度；②尿素本身为机体代谢产物，对身体的副作用及并发症少；③利多卡因具有局麻作用。

对婴幼儿血管瘤来说本法是一种简单有效的非手术的联合用药法。

（四）内服醋酸泼尼松激素、硬化剂注射、激光联合治疗大面积复杂的混合型血管瘤

1. 治疗方法

（1）内服醋酸泼尼松：每千克体重3~4mg隔天服一次，两个月为一疗程，逐步减量，停药一个月后可服第二疗程。

（2）硬化剂注射：多用50%葡萄糖5mL加强的松龙25mg，多点注射。

（3）激光：每月照射一次。

2. 糖皮质激素作用

（1）血管收缩：使婴幼儿血管瘤血管收缩、血供减少、血栓形成，进而使血管闭塞、血管瘤停止生长直至消退。服药后末梢血管对生理的血管收缩物质更敏感，加速瘤内血管收缩，实际上对末梢血管起到药物结扎作用。

（2）糖皮质激素与糖皮质激素受体结合形成激素–受体复合物，与靶基因中的激素反应元件相互作用，从而抑制VEGF分泌，阻碍血管内皮细胞的增殖，促进血管瘤消退。激素可以诱导血管内皮细胞凋亡，抑制血管内皮细胞增殖。

（3）临床提示：血管瘤患儿血清E_2水平显著高于正常婴幼儿。实验研究表明：雌激素能扩张血管，高水平雌激素与肿瘤细胞中的雌激素受体结合，促进血管瘤内皮细胞增殖，加之雌激素对微血管的扩张作用，从而表现出雌激素对血管瘤生长有促进作用。糖皮质激素与雌激素均为类固醇激素，具有相同的分子结构甾烷，但糖皮质激素与雌激素的许多生物作用表现出拮抗性。小儿某些类型血管瘤的生长可能存在雌激素依赖性，给予外源性糖皮质激素后，一方面抑制了肾上腺皮质分泌雌激素，血清E_2水平下降；另一方面糖皮质激素可于细胞水平阻止雌激素与其特异性受体结合以及结合物E–ER复合物向细胞核内转移，从而抑制血管内皮细胞的增殖。

3. 硬化剂注射

硬化剂为50%葡萄糖+醋酸泼尼松，可引起局部瘤组织无菌性坏死或局部瘤组织纤维化。

4. 激光

应用激光的热效应、光效应、电磁场效应的作用，每月照射一次。

5. 三种方法联合法

治疗大面积混合型血管瘤有以下优点：①难于手术或不能手术的首选本法；②经济、方便；③大面积。

（五）中药外敷联合微波治疗皮肤血管瘤

治疗方法：山慈菇、水蛭、穿山甲、桃仁、红花、丹皮、黄连、冰片等份碾为细末，过40目筛，以适量芝麻油调成糊状，将药膏均匀敷于肿瘤表面，覆盖整个瘤体及周围约1cm范围，厚度约1mm。药膏敷好后给予微热治疗。根据肿瘤大小、形态、位置不同选择微波治疗机的不同波源探头，垂直对准肿瘤部位，探头距离皮肤1~2cm，肿瘤旁皮肤上（探头覆盖范围内）固定测温探头，选择温度42℃~44℃，每次治疗时间60分钟。治疗结束后即可擦去药膏。每3天治疗一次，10次为一疗程。中医认为血管瘤是由于先天肾中伏火，精有血丝，以气相传，生子，故有此疾，终变火旺。中药外敷处方的组成为：山慈菇软坚散结，拔毒消肿；水蛭破血逐瘀，通经消肿；穿山甲功在通泻，行气活血，祛痰散结，消肿溃坚；桃仁、红花活血通经，祛瘀畅络；黄连、丹皮清热凉血，解毒消肿；冰片凉血解毒，助药透达。本方意在祛湿消痰，化瘀散结，解毒消肿。湿去则痰消，瘀散则结开，毒解则消肿，痰消瘀散毒解则气血通畅，肿瘤自消。

热疗可有效提高肿瘤组织的温度，使之处于有效杀伤范围之上。由于肿瘤组织与正常组织相比有较高电导率，而其中的血液灌注率又较低，故微波热效应明显。肿瘤局部加热后散热缓慢产生热聚集，使肿瘤区温度高于正常组织5℃~10℃，这一温差对肿瘤细胞造成热损伤，可引起肿瘤细胞核脱氧核糖核酸（DNA）、核糖核酸（RNA）破坏，白蛋白合成抑制；细胞膜系结构破坏，可引起细胞能量转换、物质转运、信息传递、功能代谢的改变使肿瘤组织及细胞中蛋白质迅速凝固、变性、坏死，导致细胞死亡、瘤体缩小。采用此种方法治疗的主要原因有：首先微波照射可破坏细胞膜的稳定性，促进中药的渗透和吸收；其次微波照射升温，可使中药活性增强，显著提高疗效。同时，外敷中药可保护皮肤，避免热疗烫伤，有利于提高热疗的治疗温度，提高热疗效果。

（六）缝扎加瘤体内注射治疗血管瘤

治疗方法：

局麻下用丝线结扎瘤体周围主要血管，例如唇血管用丝线贯穿缝合唇血管。打结处碘仿纱条衬垫，瘤腔内注射多点平阳霉素8mg（生理盐水、2%利多卡因各半稀释成4~8mL、加强的松龙25mg），进针不可过浅。贯穿缝扎1~3天后拆除。间隔5~7天可行第二次注射平阳霉素，方法同首次，但不可缝扎血管。

缝扎后瘤体注射平阳霉素，可以较长时间保持瘤腔内平阳霉素的高浓度，充分发挥平阳霉素对血管内皮细胞的破坏作用，使血窦腔变小、纤维化，从而达到治疗作用。

为使硬化剂在瘤腔停留较长时间，肢体血管瘤可在肢体近端扎止血带，注药后3~5分钟再逐渐松止血带，或在瘤体基底注射生理盐水，使瘤基底及周围肿胀，减少瘤体血流速度及血流量，或在瘤体周围用压迫法减少瘤体血流量，注射硬化剂5分钟后再松开止血带解除压迫，上述方法均可以使硬化剂在瘤腔内高浓度停留较长时间，提高注射法疗效。

（七）尿素与甲泼尼龙联合治疗巨大血管瘤伴血小板减少

巨大血管瘤伴血小板减少（Kabasach-Merritt syndrome）系1940年由Kabasach和Merritt首先报道，表现为巨大的血管瘤并发局部血管内凝血、血小板减少、凝血因子缺乏、贫血，是一种起病急、进展迅速的血管疾病，国内外文献统计本病发生率仅占血管瘤的1%左右，但死亡率达10%~37%，故应予高度重视。

1. 诊断标准

（1）血管瘤的诊断：以Mulliken分类法为基础，依据临床表现、彩超及MRI影像上的差异，初步诊断出血管瘤，排除血管畸形。

（2）巨大血管瘤伴血小板减少的诊断：依据血管瘤的典型病史、出血倾向、血小板减少及相应的血液学表现。

2. 治疗方法

常规消毒瘤体及其周围皮肤后，取400g/L尿素溶液3~4mL，于瘤体局部多层多点交替注射，注射剂量根据瘤体大小、部位、患儿年龄、病情而异，一般为每天一次，也可2~3周一次，连续注射2~4周；根据血小板情况联合甲泼尼龙按2~4mg/ kg·d行局部注射治疗，血小板严重减低者可同时静脉注射甲泼尼龙，一般总剂量为20~40mg/d。定期检查血小板，每周一次，待血小板稳定且恢复正常后，甲泼尼龙减量至10mg，连续注射一周，待血小板减低无反复，改为口服泼尼松片5~10mg/d，晨起顿服，以后逐渐减量至停用激素。

尿素属于硬化剂的一种，是人体一种正常代谢产物，为人体的相容性物质，对人体无明显不良反应且在体内无蓄积。尿素的作用机制：注射尿素后瘤体内出现无菌性急性炎症改变、变性、渗透和增生，1~2周后炎症消退，新生的结缔组织取代血管瘤组织；尿素能破坏细胞基质；尿素是一种细胞毒剂，能抑制肿瘤细胞的生长繁殖，并直接作用于肿瘤细胞酶系统，如碱性磷酸酶、乳酸脱氢酶或与多核苷肽合成有关的核酸酶等，影响多核苷酸代谢；高浓度尿素能打开蛋白链，使氨基酸侧链及蛋白多肽主链结构变化，以致蛋白质变性溶解；尿素的高渗透压可对肿瘤起杀伤作用；糖皮质激素可能是增加毛细血管床对缩血管物质的敏感性，使血管收缩导致瘤体缩小，抑制未成熟血管内皮细胞和成纤维细胞增殖，诱导细胞凋亡，使肿瘤停止生长，瘤体缩小，直至完全消失；阻止纤维蛋白溶解，降低体内血栓损害；抑制血小板与血管的相互作用，阻止血栓形成；糖皮质激素刺激骨髓造血及血小板向外周血的释放，使血小板数目回升。

（八）内服醋酸泼尼松激素、硬化剂注射、激光、普萘洛尔外用联合治疗大面积复杂混合型血管瘤

　　普萘洛尔治疗血管瘤最早报道发表于2008年6月。广东医科大学附属医院整形外科从2009年初开始应用普萘洛尔治疗严重婴幼儿血管瘤并取得了良好的治疗效果。但因普萘洛尔因有禁忌证如哮喘、过敏性鼻炎、气管支气管炎、肺炎、心动过缓、心律不齐、重度房室传导阻滞、心源性休克、低血压及心力衰竭等。除上述禁忌证外，还需要住院观察，调节用药剂量，才能确保安全。近年来普萘洛尔外用治疗血管瘤取得疗效。剂型有水剂、膏剂、凝胶等。加用普萘洛尔后红斑消退加快，瘤体缩小加速。

　　方法：

　　1. 内服类固醇激素，每千克体重3~4mg/隔日一次。

　　2. 硬化剂注射：选用注射疗法中的一种，根据病灶情况及医生经验。编著经验选用50%葡萄糖+强的松注射效果好。

　　3. 激光。

　　4. 洛尔类药物外用：选用膏剂、凝胶剂型效果较好。

附录① 血管瘤治疗前后对比

※ 病例一 ※

患儿，男，6个月，混合型血管瘤。

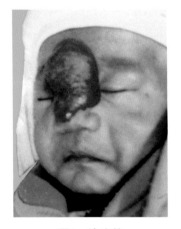

图1 治疗前

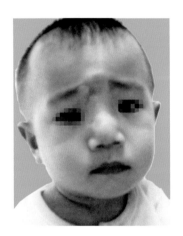

图2 治疗后

经内服激素2疗程，硬化剂注射16次，激光治疗5次，治愈

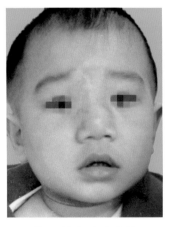

图3 治愈后2年复诊

※ 病例二 ※

患儿，男，4个月，混合型血管瘤。

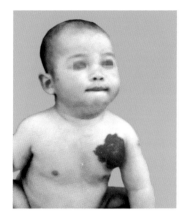

图4 治疗前

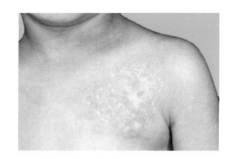

图5 治疗后

经内服激素1疗程，硬化剂注射11次，高频电灼10次，治愈

※ 病例三 ※

患儿，男，4个月，混合型血管瘤。

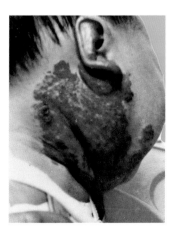

图6 治疗前

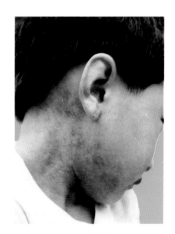

图7 治疗后

经内服激素3疗程，硬化剂注射21次，高频电灼17次

※ 病例四 ※

患儿，男，3个月，混合型血管瘤。

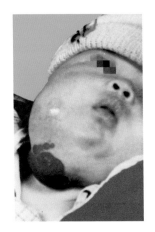

图8　治疗前

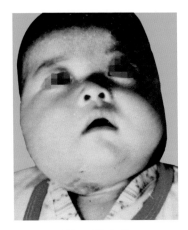

图9　治疗后

经内服激素3疗程，硬化剂注射14次，高频电灼10次

※ 病例五 ※

患儿，男，5个月，混合型血管瘤。

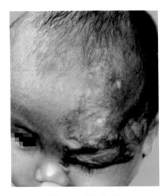

图10　治疗前

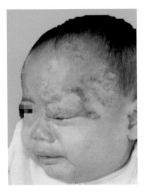

图11　治疗后

经内服激素2疗程，硬化剂注射9次，高频电灼9次

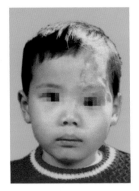

图12　治愈后2年后复诊

※ **病例六** ※

患儿，男，1岁，混合型血管瘤。

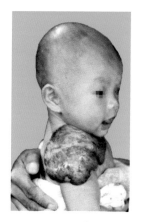

图13　治疗前

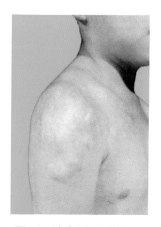

图14　治愈8年后复诊

经内服激素3疗程，硬化剂注射22次

※ **病例七** ※

患儿，女，6个月，混合型血管瘤。

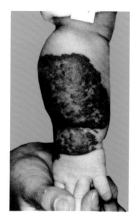

图15　治疗前

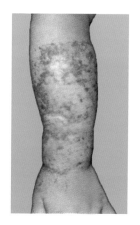

图16　治疗后

经内服激素2疗程，硬化剂注射13次，高频电灼9次

患儿，男，1岁，混合型血管瘤。

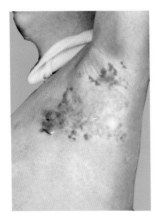

图17　治疗前

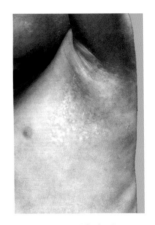

图18　治疗后

经硬化剂注射5次，高频电灼5次

患儿，女，3个月，混合型血管瘤。

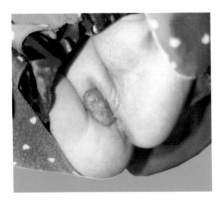

图19　治疗前

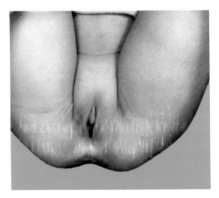

图20　经硬化剂注射7次治疗后

※ 病例十 ※

患儿，女，5个月，混合型血管瘤。

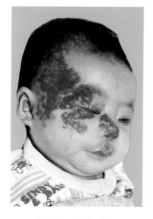 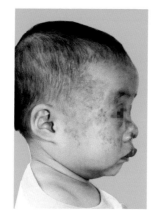 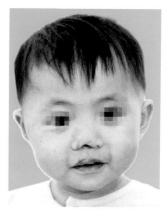

图21　治疗前　　　　　图22　治疗后　　　　　图23　治愈后2年复诊

经内服激素3疗程，硬化剂注
射21次，激光7次

※ 病例十一 ※

患儿，男，头皮混合型血管瘤。

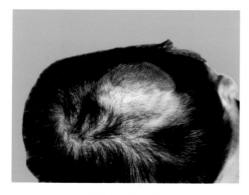 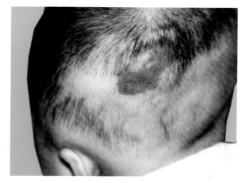

图24　治疗前　　　　　　　　图25　治疗3个月后

普萘洛尔口服2mg/kg·d，bid

※ 病例十二 ※

患儿，男，6个月，左面混合型血管瘤。

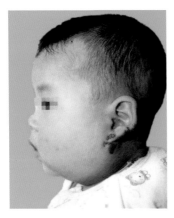

图26　治疗前

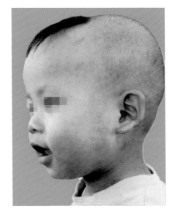

图27　治疗后

基本治愈，经激素内服2个疗程，50%葡萄糖加激素注射7次

※ 病例十三 ※

患儿，男，6个月，面部血管瘤。

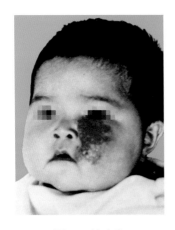

图28　治疗前

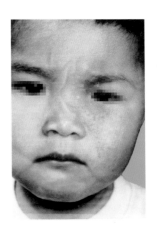

图29　治疗后

经内服激素1疗程，硬化剂注射7次，高频电灼13次

※ 病例十四 ※

患儿，男，7个月，静脉型血管瘤。

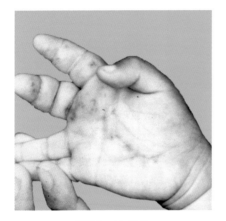

图30　治疗前

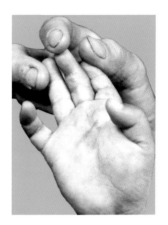

图31　经硬化剂注射5次

※ 病例十五 ※

患儿，女，1岁，面部血管瘤。

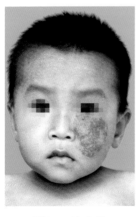

图32　治疗前

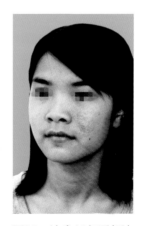

图33　治愈13年后复诊
经内服激素1疗程，高频电灼7次

※ 病例十六 ※

患儿，男，4个月，前臂血管瘤。

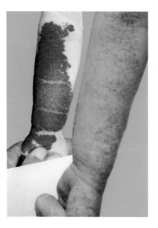

图34 左：前臂血管瘤；右：经内服激素2疗程，激光5次

※ 病例十七 ※

患儿，女，5个月，腹部皮肤婴幼儿血管瘤。

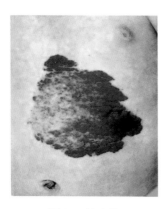

图35 治疗前

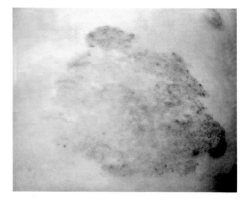

图36 治疗5个月，显效

经激素内服2个疗程，50%葡萄糖加激素注射7次

※ 病例十八 ※

患儿，男，5个月，草莓状血管瘤。

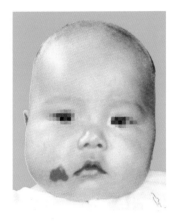

图37 治疗前

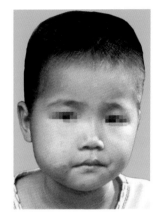

图38 治疗后

经硬化剂注射5次，高频电灼5次

※ 病例十九 ※

患儿，男，左肩上臂血管瘤。

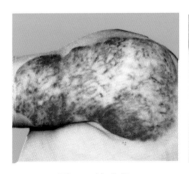

图39 治疗前

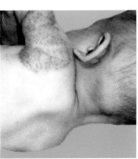

图40 治疗1个月后

普萘洛尔口服2mg/kg·d，bid

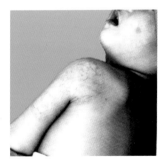

图41 治疗7个月后

※ 病例二十 ※

患儿，女，3个月，胸壁血管瘤。

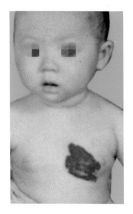

图42　治疗前

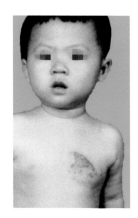

图43　经硬化剂注射7次，高频电灼7次，显效

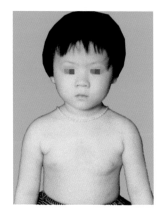

图44　治愈后2年复诊

※ 病例二十一 ※

患儿，男，右胸壁血管瘤。

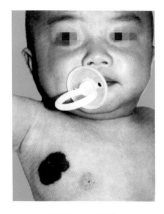

图45　治疗前

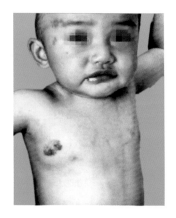

图46　治疗7个月后
普萘洛尔口服2mg/kg·d，bid

※ 病例二十二 ※

患儿，女，3个月，大腿血管瘤。

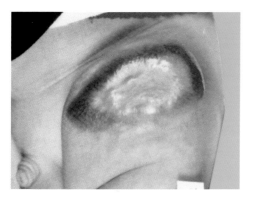

图47　治疗前

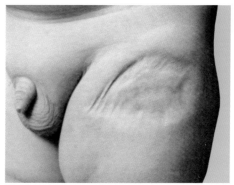

图48　经硬化剂注射9次治疗后

※ 病例二十三 ※

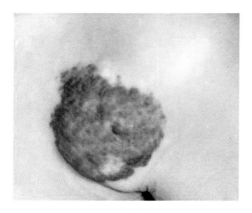

图49　治疗前
左腋前，混合型血管瘤

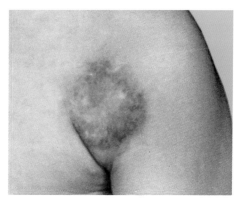

图50　治疗后
经硬化剂注射7次，高频电灼5次显效

※ 病例二十四 ※

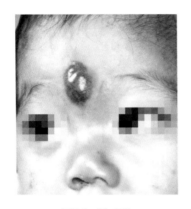

图51 治疗前

额部草莓状血管瘤

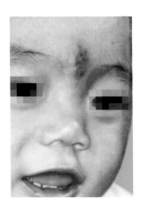

图52 治疗后

经硬化剂注射3次，高频电灼2次显效

※ 病例二十五 ※

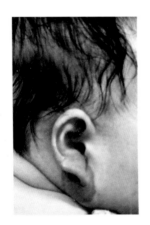

图53 治疗前

右耳混合型血管瘤

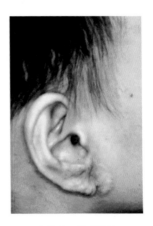

图54 治疗后

经硬化剂注射9次，高频电灼7次，内服激
素1疗程，治愈

※ 病例二十六 ※

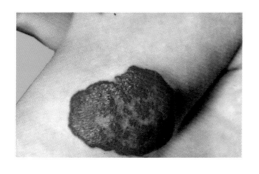

图55　治疗前
左上臂混合型血管瘤

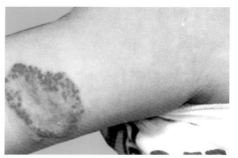

图56　治疗后
经硬化剂注射11次，高频电灼7次显效

※ 病例二十七 ※

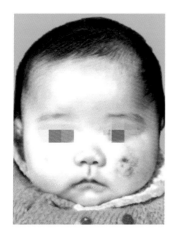

图57　治疗前
左面毛细血管瘤

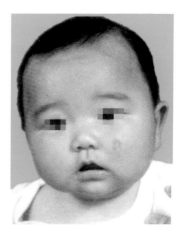

图58　治疗后
经硬化剂注射3次，高频电灼1次治愈

※ 病例二十八 ※

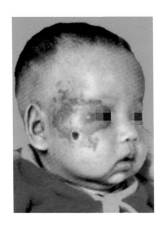

图59 治疗前

右面毛细血管瘤

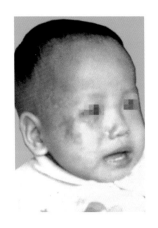

图60 治疗后

经内服激素2个疗程，硬化剂注射6次，治愈

※ 病例二十九 ※

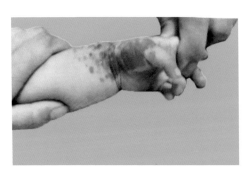

图61 治疗前

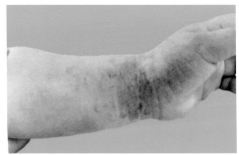

图62 普萘洛尔外用2个月

※ 病例三十 ※

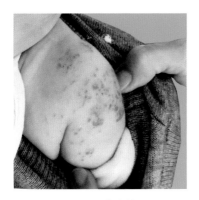

图63 治疗前

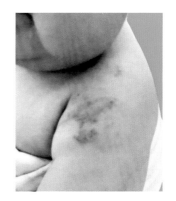

图64 治疗后

普萘洛尔外用2个月硬化剂注射6次后

※ 病例三十一 ※

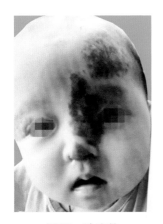

图65 治疗前

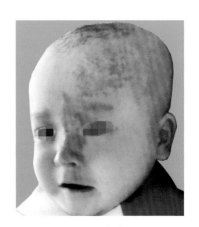

图66 治疗后

强的松内服2个疗程，普萘洛尔外用2个月，硬化剂注射8次

※ 病例三十二 ※

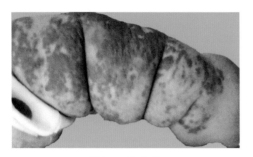

图67　治疗前

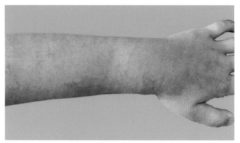

图68　激光治疗12次
马来酸噻吗洛尔外用12个月

※ 病例三十三 ※

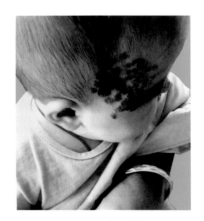

图69　治疗前

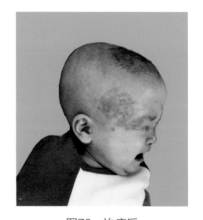

图70　治疗后
普萘洛尔
硬化剂注射2次

※ 病例三十四 ※

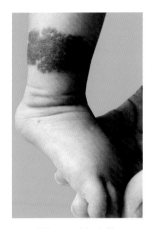

图71　治疗前

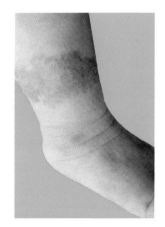

图72　治疗后

普萘洛尔外用3个月，激光治疗2次

※ 病例三十五 ※

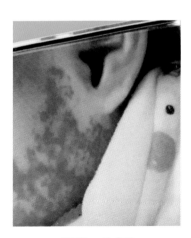

图73　治疗前

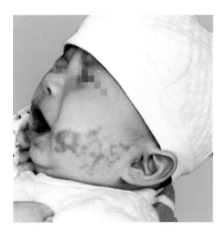

图74　治疗后

普萘洛尔治疗2个月，激光治疗 2次

※ 病例三十六 ※

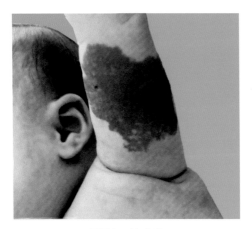

图75　治疗前

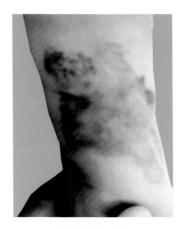

图76　治疗后

普萘洛尔治疗2个月，硬化剂注射3次

※ 病例三十七 ※

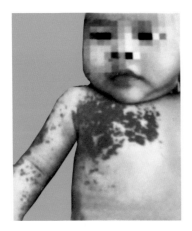

图77　治疗前

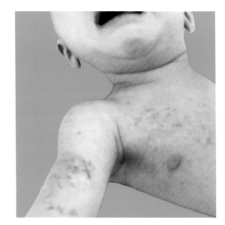

图78　治疗后

马来酸噻吗洛尔外用6个月，强的松内服，2个疗程

※ 病例三十八 ※

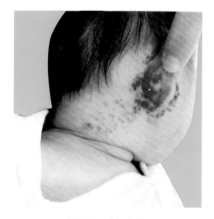

图79　治疗前

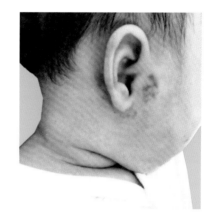

图80　治疗后

普萘洛尔治疗3个月，激光治疗2次，硬化剂注射4次

※ 病例三十九 ※

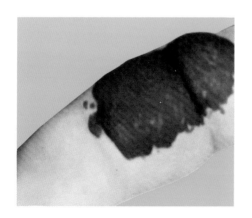

图81　治疗前

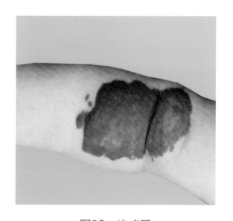

图82　治疗后

硬化剂注射12次，普萘洛尔外用6个月，激光治疗6次

※ 病例四十 ※

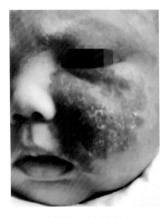

图83　治疗前

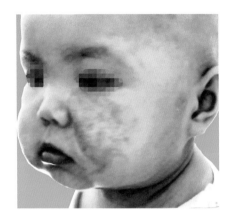

图84　治疗后

强的松内服2个疗程，激光治疗6次，硬化剂
注射9次

※ 病例四十一 ※

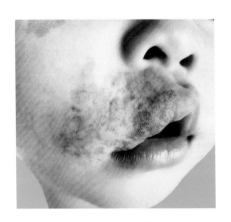

图85　治疗前

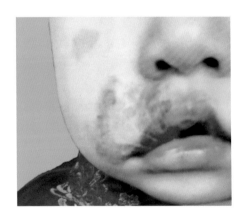

图86　治疗后

普萘洛尔内服2个月，普萘洛尔外用2个月

※ 病例四十二 ※

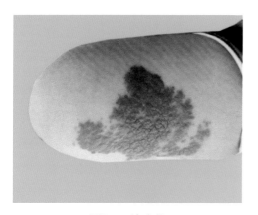

图87 治疗前

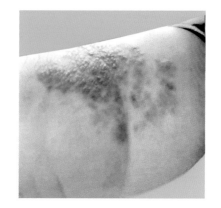

图88 治疗后

激光治疗6次，马来酸噻吗洛尔外用6个月

※ 病例四十三 ※

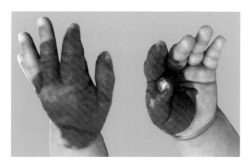

图89 治疗前

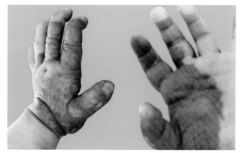

图90 治疗后

普萘洛尔外用 9 个月，激光治疗9次，强的松内服
2个疗程，硬化剂注射14次

※ 病例四十四 ※

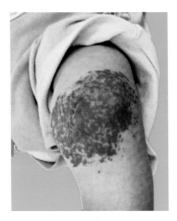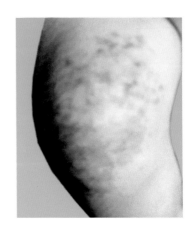

图91 左：前膝血管瘤；右：经普萘洛尔外用8个月

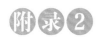 **超声引导下激光联合聚桂醇泡沫硬化剂治疗脉管畸形的过程及典型案例**

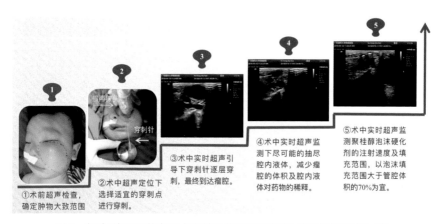

①术前超声检查，确定肿物大致范围

②术中超声定位下选择适宜的穿刺点进行穿刺。

③术中实时超声引导下穿刺针逐层穿刺，最终到达瘤腔。

④术中实时超声监测下尽可能的抽尽腔内液体，减少瘤腔的体积及腔内液体对药物的稀释。

⑤术中实时超声监测聚桂醇泡沫硬化剂的注射速度及填充范围，以泡沫填充范围大于管腔体积的70%为宜。

图1 超声引导下激光联合聚桂醇泡沫硬化剂治疗脉管畸形的过程

※ 典型病例一 右面部淋巴管畸形 ※

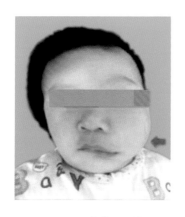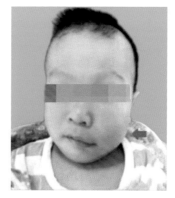

图2 ①②分别为1次联合治疗前、后大体对比图

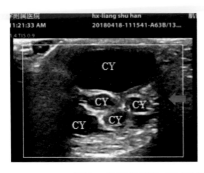 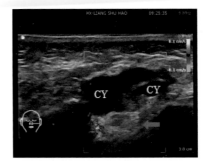

图3　①②分别为1次联合治疗前、后瘤腔超声对比图

注：治疗前超声下测量病灶体积约为（3.1×3.0×2.9）cm³；

1次联合治疗后，部分微囊囊腔已闭合（红色箭头所指处），超声下测量残余病灶体积约为（2.6×1.3×1.1）cm³.

※ 典型病例二　左大腿静脉畸形 ※

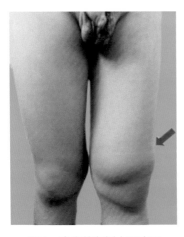 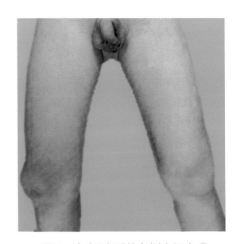

图4　治疗前左侧大腿表现　　　　图5　治疗2次后的左侧大腿表现

附录③ 婴幼儿常见血管瘤

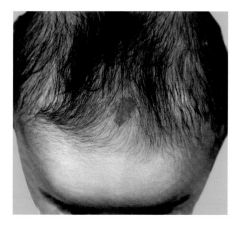

图1 头皮毛细血管瘤

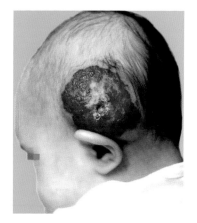

图2 头皮混合型血管瘤

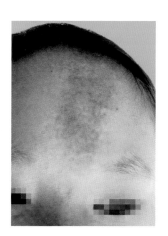

图3 额毛细血管瘤

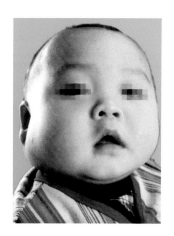

图4 右面海绵状血管瘤

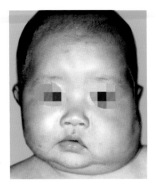

图5　左面海绵状血管瘤

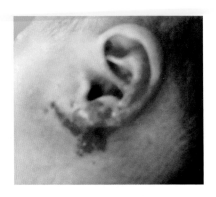

图6　左面混合型血管瘤

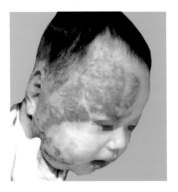

图7　颌面混合型血管瘤

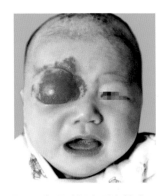

图8　右眼睑混合型血管瘤

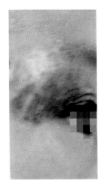

图9　右眼睑毛细血管瘤

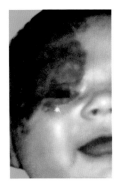

图10　右眼睑额混合型血管瘤

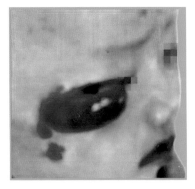

图11　右下眼睑混合型血管瘤

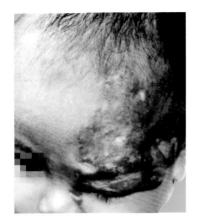

图12　左眼睑额混合型血管瘤

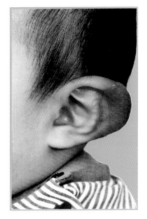

图13　左耳混合型血管瘤

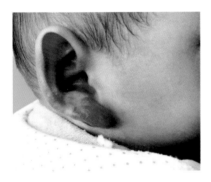

图14　右耳毛细血管瘤

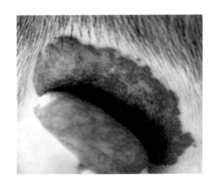

图15　左耳区混合型血管瘤

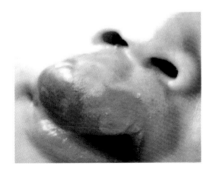

图16　口唇混合型血管瘤

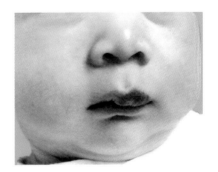

图17　上唇混合型血管瘤

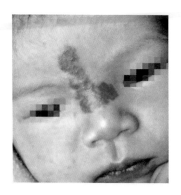

图18 鼻毛细血管瘤

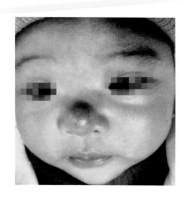

图19 鼻草莓状血管瘤

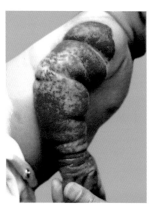
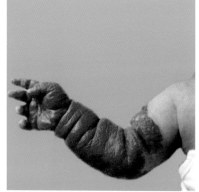

图20 上肢混合型血管瘤

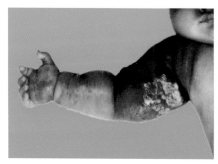
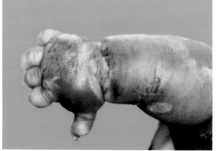

图21 上肢混合型血管瘤并血小板减少综合征

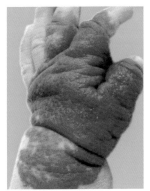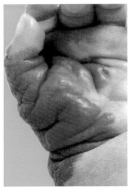

图22　手混合型血管瘤

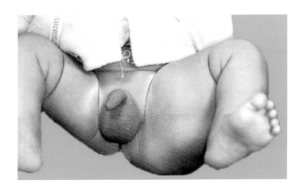

图23　下肢巨大淋巴血管瘤

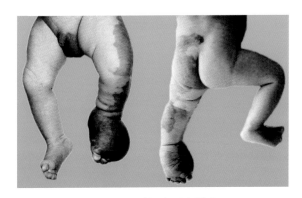

图24　下肢混合型血管瘤

参考文献

[1]艾剑锋，吴耀禄，陈志斌，等．尿素、利多卡因、去甲肾上腺素混合液局注小儿体表血管瘤152例[J].中华小儿外科杂志，2006，27（6）：290.

[2]常汉英，汪国珠．恒定磁场治疗混合型血管瘤152例[J].中华理疗杂志，1993，16（1）：34-35.

[3]崔琳．平阳霉素联合地塞米松治疗口腔颌面海绵状血管瘤的探讨[J].医学信息，2008，21（1）：125.

[4]何世英，张杰，丁劲松．普萘洛尔治疗血管瘤的作用机制及其应用研究进展[J].中南药学，2011，9（4）：274-278.

[5]金显宅．皮质类固醇激素治疗婴幼儿巨大血管瘤[J].天津医药肿瘤学副刊，1983，10（1）：3-6.

[6]金云波，林晓曦，叶肖肖，等．普萘洛尔作为严重婴幼儿血管瘤一线治疗的前瞻性研究[J].中华整形外科杂志，2011，27（03）：170-173.

[7]赖国强，曾宗渊，陈福进，等．皮质类固醇激素治疗婴幼儿血管瘤[J].中华肿瘤杂志，1991，13（2）：149-151.

[8]廖小宜，全守基．瘤内缝扎加硬化剂治疗颜面部海绵状血管瘤[J].实用口腔科杂志，1993，9（1）：42-43.

[9]林晓曦．血管瘤和血管畸形：经验、进展与挑战[J].中华整形外科杂志，2007，23（2）：81-83.

[10]马刚，林晓曦，金云波，等．婴幼儿血管瘤发生与消退的研究进展[J].中华小儿外科杂志，2007，28（5）：266-268.

[11]普雄明.血管性皮肤病学[M].新疆：新疆人民卫生出版社，2010.

[12]汪文杰，余中平．血管瘤和脉管畸形诊断与治疗[M].北京：人民军医出版社，2012.

[13]王家璧，王宏伟．皮肤激光美容治疗[M].北京：清华大学出版社，2004.

[14]王康敏，张志谦．小儿皮肤毛细血管瘤自然消退的演变规律及机理探讨[J].中国皮肤科杂志，1993，7（3）：138-139.

[15]位永娟，周昉，刘文英，等．糖皮质激素对血管瘤治疗机制的研究进展[J].中华妇幼临床医学杂志，2008，2（4）：53-59.

[16]吴美莲，刘咏，刘永义，等．婴幼儿较大面积血管瘤非手术综合治疗的临床评估[J].国际医药卫生导报，2004，10（16）：52-54.

[17]吴志华，等．皮肤性病学[M]．广东：广东科技出版社，1992.

[18]肖小娜，刘永义．高频电凝固疗法辅助治疗婴幼儿血管瘤236例[J].实用医学杂志，2006，22（14）：1652.

[19]叶肖肖，林晓曦，金云波．婴幼儿血管瘤的普萘洛尔治疗[J].中华整形外科杂志，2011，27（03）：235-237.

[20]翟亚枕，王烈．普萘洛尔治疗婴幼儿血管瘤的临床研究进展[J].中国美容整形外科杂志，2012，23（3）：189-191.

[21]詹明坤，谢义德，郭志辉，等．大剂量普萘洛尔治疗严重婴幼儿血管瘤的初步临床观察[J].中华整形外科杂志，2011，27（03）：166-169.

[22]张涤生.整复外科学[M]．上海：上海科技出版社，1979.

[23]赵平萍，张涤生，愈守详．口服强的松治疗婴幼儿血管瘤[J].中华整形烧伤外科杂志，1991，7（3）：161-163，246.

[24]赵忠芳，吕仁荣，张健，等．口服普萘洛尔治疗眶周部增生期婴幼儿血管瘤[J].中华整形外科杂志，2011，2（03）：174-177.

[25]中国医学百科全书编辑委员会．中国医学百科全书整形外科[M]．上海：上海科技出版社，1982.

[26]周德凯，王赞尧，雷培芸．糖皮质激素治疗婴幼儿血管瘤的机理探讨[J].重庆医学，1996，25（4）：198-199.

[27]卜子英.血管瘤和淋巴管瘤的非手术治疗[M]．北京：人民军医出版社，2003.

[28]祁敏，陈翔，谢红付，等．外用普萘洛尔凝胶在婴幼儿浅表血管瘤中的应用[J].中国当代儿科杂志，2014，（08）：860-862.

[29]牟太琴.普萘洛尔外用制剂研究进展[J]．中国药业，2018，（15）：1-4.

[30]郑家伟，王绪凯，江成鸿，等．外用马来酸噻吗洛尔治疗婴幼儿血管瘤中国专家共识[J].上海口腔医学，2016，25（06）：744-747.

[31]温添华，林栋盛，蔡颖娴，等. 盐酸普萘洛尔凝胶的制备及其外涂治疗浅表性血管瘤的疗效观察[J].广东医科大学学报，2019，37（03）：349-352.

[32]张志愿，赵怡芳. 头颈部血管瘤与脉管畸形[M]. 上海：世界图书出版社，2007.

[33]杨耀武，郑家伟，孙末逸，等. 聚桂醇硬化剂治疗口腔颌面部血管瘤和脉管畸形专家共识[J].中国口腔颌面外科杂志，2018，5（16）：44-44.

[34]Boye E, Yu Y, Paranya G, Mulliken J B, et al. Clonality and altered behavior of endothelial cells from hemangiomas[J]. Clin Invest. 2001，107（6）：745-752.

[35]Barnés C M, Christison-Lagay E A, Folkman J. The placenta theory and the origin of infantile hemangioma[J]. Lymphat Res Biol，2007，5（4）：245-55.

[36]North P E,Waner M, Mizeracki A, et al. GLUT1: a newly discovered immunohistochemical marker for juvenile hemangiomas[J]. Human Pathology，2000，31（1）：11-22.

[37]陈达，林晓曦，李伟. 血管瘤中缺氧诱导因子-1α的表达和血管生成的研究[J]. 中华整形外科杂志，2005，（02）：116-118.

[38]Folkman J.Toward a new understanding of vascular proliferative disease in children[J]. Pediatrics，1984，74（5）：850-856.

[39]Ritter M.R, Reinisch J, Friedlander S.F, et al. Myeloid cells in infantile hemangioma[J]. Am J Pathol，2006，168（2）：621-628.

[40]贾玉林，赵怡芳，张文峰. 口腔颌面部血管瘤和脉管畸形的分类[J]. 临床口腔医学杂志，2002，18（4）：312.

[41]Lasser A E, Stein A F. Steroid treatment of hemangiomas in children[J]. Arch Dermatol，1973，108（4）：565-567.

[42]Siegfried E C, Keenan W J, Al-Jureidini S, et al. More on propranolol for hemangiomas of infancy[J]. N Engl J Med，2008，359（26）：2846.

[43]W.J.M. Holmes, A. Mishra, C. Gorst, et al. Propranolol as first-line treatment for rapidly proliferating Infantile Haemangiomas. Journal of Plastic[J]. Reconstructive & Aesthetic Surgery，2011，64：445-451.

[44]刘学键，秦中平，邬茂众，等. 普萘洛尔治疗婴幼儿腮腺血管瘤的临床观察[J]. 中华口腔医学杂志，2010，45（5）：292-294.

[45]吕云霄，陈少全，王冰，等. 口服普萘洛尔治疗婴儿血管瘤疗效观察[J]. 中华小儿外科杂志，2001，32（5）：326-329.

[46]汤建萍，蒋艳玲，等. 普萘洛尔治疗225例儿童血管瘤疗效及安全性初步分析[J]. 临床小儿外科杂志，2001，10（1）：33-35.

[47]Tan CE1, Itinteang T, Leadbitter P, et al. Low-dose propranolol regimen for infantile haemangioma[J]. J Paediatr Child Health，2015, 51（4）：419-424.

[48]Tara G，Missoi M D, Susan J，Bayliss MD, et al. Oral Propranolol for Treatment of Periocular Infantile Hemangiomas[J]. J Plast Reconstr Aesthet Surg，2011, 64（3）：292-299.